A
SZALVESZTROLOK

A természet védekezése a rák ellen:
Az étrend és a rák kapcsolata

Brian A. Schaefer

A fordítás az alábbi kiadvány alapján készült:
Brian A. Schaefer: Salvestrols. Nature's defence against cancer:
Linking diet and cancer

Fordította: Veres Gábor
Nyelvi lektor: Scherak Mari
Szakmai lektor: Dr. Ládi Szabolcs

Köszönet Scherak Marinak és Dr. Ládi Szabolcsnak a magyar
nyelvű kiadás létrejöttéhez nyújtott segítségükért.

ISBN: 978-0-9783274-5-3

Borító fotó: – © candysp – Fotolia.com
Design: SpicaBookDesign (www.spicabookdesign.com)

Kiadva Kanadában
Published in Canada

A következő generációnak, amely folyamatos forrása az inspirációnak és a szórakoztatásnak.
Legyen számukra a rák annyi, mint az egyszerű megfázás a mi generációnknak.

NYILATKOZAT

E könyv célja, hogy általánosságban bemutassa a szalvesztrolokat és azokat, akik felfedezték. A szalvesztrolok a táplálkozástudomány viszonylag új felfedezései. A szalvesztrolok alapjául szolgáló tudomány olyan tempóban fejlődik, hogy minden kísérlet, amely arra irányul, hogy végérvényes információforrása legyen a szalvesztroloknak, már a megjelenésekor sem fog lépést tartani a legújabb felfedezésekkel. Ezt a könyvet nem orvosi vagy táplálkozástudományi szakkönyvnek szánjuk. Nem is a szalvesztrolokról szóló végérvényes információforrásnak. Akiknek orvosi vagy táplálkozási szaktanácsra van szükségük, forduljanak szakemberhez. Ez a könyv nem használható semmilyen egészségügyi állapot diagnosztizálására.

Minden erőfeszítést megtettünk, hogy teljes, pontos és naprakész információt nyújtsunk. Előfordulhatnak azonban mind nyomdai, mind tartalmi hibák. Javasoljuk az Olvasónak, hogy ezt a könyvet általános útmutatóként használja, amelyből kiindulva saját kutatásokat végezhet.

A szerző és a jogtulajdonos nem visel semmilyen kötelezettséget vagy felelősséget semmilyen szervezettel vagy személlyel szemben semmilyen veszteségért vagy kárért, amelyet közvetlenül vagy közvetve az ebben a könyvben található elmélet vagy információ okozott vagy állítólagosan okozott.

ELŐSZÓ

Essünk túl rögtön a vallomásokon. Nem vagyok orvos. Az ígéretes orvosi karrierem gyors véget ért ötéves koromban, amikor lebuktam engedély nélküli orvoslásért a szüleim garázsában. Mentségemre szóljon, hogy a páciens kiváló egészségnek örvendett kezelésem alatt, de akkor senki sem volt olyan hangulatban, hogy hallgasson az észérvekre. Valójában a szoftveriparban dolgozom, ezen belül a laboratóriumi medicina területén használható mesterséges intelligencia szoftverekkel – olyan szoftverekkel, amelyek segítenek az orvosoknak, hogy figyelembe vegyék a legmegfelelőbb eljárásokat és a klinikopatológusok szaktudását, amikor laboratóriumi vizsgálatokat rendelnek vagy értelmeznek betegeik számára. Olyan szoftverek ezek, amelyek a patológia szaktudását eljuttatják a laboratóriumból a betegellátás helyére. Ez a munka rendszeresen Angliába vezet engem, mivel az európai egészségügyi intézmények érdeklődnek az ilyen rendszerek gazdasági és orvosi hatékonysága iránt. Ez a fajta munka azt is szükségessé teszi, hogy jelentős időt töltsek orvosi szakirodalom és hírek, különösen brit orvosi szakirodalom és hírek olvasásával.

Amikor 2001 júliusában Angliában voltam, találtam egy különösen érdekes cikket a hírekben: BBC News Health, 2001. július 27., péntek, 17:09 GMT, Cancer drug raises hopes of cure (Rákgyógyszer reményt ad a gyógyulásra), http://news.bbc.co.uk/1/hi/health/1460757.stm. Az apám épp néhány hónappal korábban halt meg rákban, így én még eléggé érdeklődtem minden iránt, ami reményt kínált a rákban szenvedőknek.

A cikk egy angol orvosi kémikus, Gerry Potter professzor munkáját emelte ki. A munka jelentősen eltért az írások többségétől, amelyeket a rákkutatás területéről olvastam, ezért további forrásokat kerestem munkájával kapcsolatban. Ez természetesen elvezetett engem közeli kollégája, Dan Burke professzor munkájához. E két ember munkáját érdekfeszítőnek tartottam, és sokkal nagyobb reményt sugallónak a rákban szenvedők jövőjére nézve, mint bármi mást, amivel korábban találkoztam.

Elhatároztam, hogy kapcsolatba lépek Potter professzorral, hogy többet megtudjak a munkájáról. Ezen a kezdeti kapcsolaton keresztül volt szerencsém megismerni Dan Burke professzort, Anthony Danielst és csapatának sok más tagját. A kialakult barátságokon keresztül lehetőségem volt közeli kapcsolatban maradni a kivételesen gyors tempójú kutatótevékenységükkel.

Ez a kutatás ahhoz vezetett, hogy molekuláris szinten magyarázza a kapcsolatot az étrend és a rák között, egyértelmű következtetésekkel azok számára, akik rákban szenvednek vagy a veszélyének vannak kitéve. A csapat munkája mindazonáltal nem túl ismert Anglián, az angol tudományos életen kívül. Ez a könyv arra tesz kísérletet, hogy megismertesse ezt a munkát a nyilvánossággal, tömör és olvasható formában. Remélhetőleg képes leszek átadni az Olvasónak e munka iránti lelkesedésemből, és ami még fontosabb, a tudásból, amely okot ad lelkesedésemnek.

KÖSZÖNET-NYILVÁNÍTÁS

Sok köszönet Lorna Hancocknak a Health Action Network Societytől a Gerry Potter professzorról, Dan Burke professzorról és Anthony Danielsről készült fényképekért.

Köszönet Doug Robbnak a „Kolostor történetért".

Köszönet jár Gerry Potternek, Dan Burke-nek, Anthony Danielsnek és a Health Action Network Societynek, amiért megismertették ezt a kutatást a kanadai nyilvánossággal előadássorozatukon és DVD-iken keresztül.

Sok köszönet Iraida Garciának és Mikel Iturrioznak a könyv spanyolra fordításáért. Iraida már folyékonyan beszél spanyolul, angolul és kanadaiul!

Köszönetet szeretnék mondani Isabelle Eininek, Kathy Thammavongnak, Ian Morrisonnak, Cassandra Millernek, Mike Wakemannek, Katolen Yardleynak, Graham Boyesnak, Catherine Doonernek, Frances Fullernek, Luke Danielsnek, Helen Baileynek, Robbie Woodnak, Darragh Hammondnak, Dominic Galvinnek, David Vousdennek, Tommy és Irene Kobberskovnak, Kevin Coyne-nak, Jim Stottnak és

Mikel Iturrioznak értékes hozzászólásaikért a könyv különböző vázlataihoz.

Sok köszönet Gerry Potternek szíves engedélyéért, hogy hozzájárult a „Zöld és piros diéta" és az 1. és 2. ábra közzétételéhez. Köszönet Dan Burke-nek szíves engedélyéért, hogy közzétehetjük a rák csendes növekedése ábrát (3. ábra), és sok köszönet Anthony Danielsnek a Nature's Defence-től szíves engedélyéért, hogy közzétehetünk néhányat a „szalvesztrolban gazdag receptek" közül.

Nagy köszönet Bevnek, Megnek és Samnek a minden erőfeszítésem során kapott, sosem múló támogatásotokért, bíztatásotokért és ösztönzésetekért.

„Edd meg a zöldséget."

❖ ANYU (KÜLÖNBÖZŐ IDŐPONTOKBAN)

TARTALOMJEGYZÉK

1.
BEVEZETÉS

A rák a huszadik századi orvostudomány legnagyobb kudarca... és a konvencionális kezelések, melyek elérhetők, továbbra is azok maradnak. Az új molekuláris biológia, az emberi genom projekt azonban mindent forradalmasított. A kulcs a célpontok – azok a molekulák, amelyek megtalálhatók a rákos sejtekben, és szinte vagy teljesen hiányoznak a normális sejtekből. Ha van ilyen célpont vagy tumormarker, meghatározható a kezelés.

❖ DAN BURKE, PH.D.

A rákról szóló könyvek általában a betegség gyakoriságával és a leggyakoribb ráktípusok előfordulási arányával kapcsolatos állításokkal és statisztikákkal kezdődnek. Gyakran beszámolnak az ötéves túlélési rátákról és a dollármilliárdokról folyó vitákról, amelyek a különböző támogatók adománygyűjtő rendezvényei során jutnak a rákkutatásra. Ezúttal már nincs szükségünk arra, hogy ilyen dolgokról olvassunk. A rák mostanra mindennapi életünk része lett. Látjuk a rákkal kapcsolatos jótékonysági felhívásokat a televízióban, és a legtöbb városunkban megtalálhatók gyönyörű, új, építészetileg megtervezett épületek rákkal kapcsolatos célokra. A fejlett világban gyanítom, hogy nincs olyan felnőtt, aki ne látta volna rokonát, közeli barátját vagy ismerősét ráktól szenvedni vagy meghalni. A legtöbb ember, fiatal vagy öreg, számos alkalommal átélhette ezt az élményt. Következésképpen tudjuk, mennyi ideig élnek barátaink és rokonaink, miután rákot diagnosztizáltak náluk.

Miközben barátainkkal csevegünk a gyerekek iskolája előtt, a futballpályán, a lóversenypályán vagy az edzőteremben, és megemlítjük a rák témáját, hallani fogjuk a történeteket:

„Az egyik anyuka a szomszédságunkban nem érezte jól magát egy ideje. Elment az orvoshoz, és néhány vizsgálat után rákot diagnosztizáltak nála. A kemoterápia és a sugárkezelés közben meghalt, három héttel a diagnózis után! Csak negyvenhárom éves volt!"

„Egy jóbarátom is most halt meg rákban. Átesett kemoterápián és egy hatalmas operáción veserák miatt, és azt mondták neki, hogy minden jól alakul. Ennek megünneplésére a felesége teherbe esett második gyerekükkel. Amikor elment a veseonkológia vezetőjéhez, elmondta, hogy a sebész azt mondta, mindent kivettek, ezért nem érti, hogy mi szükség van erre a vizsgálatra. Az orvos csak nevetett, és azt mondta, hogy »egy éven belül újra itt lesz csontrákkal, és abba fog belehalni.« Meghalt csontrákban, mielőtt a második gyereke megszületett volna! A veseonkológia vezetőjét azóta a megjegyzése óta csak »Dr. Halál«-nak hívta."

„Ez eszembe juttatja az én barátomat. Limfómával diagnosztizálták. Hatalmas kemoterápián, teljes sugárkezelésen és csontvelő-átültetésen esett át. Azt mondták neki, hogy minden jól néz ki. A családja nagy ünnepséget rendezett. Nagyjából egy héttel az ünnepség után többszörös emésztőrendszeri tumort diagnosztizáltak nála, és néhány hónapon belül meghalt."

„Az apám rákban halt meg. Felvették egy gerontológiai osztályra, mert azt gondolták, némi rehabilitációra van szüksége, hogy javuljon a mozgása. Amikor nem javult a kezelésre, felfedezték, hogy rákos a tüdeje és a gerince. Sugárkezelést alkalmaztak a gerincében lévő tumorra, de nem mondták meg neki előre, hogy a tumor eleinte növekedni fog, mielőtt esetleg összemegy. Ahogy a tumor növekedett a besugárzástól, a gerincre nehezedő nyomás miatt akkora fájdalmai lettek, hogy hatalmas mennyiségű morfiumot adtak neki. Néhány héten belül halott volt."

[Ezeket a történeteket a szerző barátai és családtagjai mesélték. Az olvashatóság és a magánélet védelme miatt át lettek alakítva.]

Nem kell, hogy meséljenek nekünk mellrákos nőkről, prosztatarákos férfiakról vagy emésztőrendszeri rákos emberekről, mert ismerjük őket. Voltunk a kórházi ágyuk mellett és a temetésükön. Voltunk olyanok kórházi ágyánál és temetésén, akiknek agydaganatuk, leukémiájuk, petefészekrákjuk vagy mindenféle más rákjuk volt. Történeteik részei beszélgetéseinknek, miközben nézzük, ahogy gyerekeink fociznak, hokiznak vagy bármi mással foglalkoznak. Történeteik azt a benyomást keltik bennünk, hogy ha a „rákügynökségek" vennék át a légiközlekedést, kevesen jutnának el úticéljukhoz, és az étel is rosszabb lenne!

Az egyik ilyen beszélgetés során egy nagyon eltérő rák-történetet hallottam. Az embertől, akivel beszélgettem, mindig lehetett egyedi történeteket hallani, és ez mindenképpen ilyen volt. Néhány embernek egyszerűen olyan az élete, hogy abból jó, de nem szokványos történetek adódnak:

„Sok évvel ezelőtt, mielőtt még gyerekeink lettek volna, egy pár haver és én elmentünk a Távol-Keletre szórakozást, nőket és kalandot keresni. Egyik haverom nagyon megszerette a Távol-Keletet, ott maradt, és Hongkongban talált munkát. Hongkongban továbbra is szórakozást, nőket és kalandot keresett, még sokkal azután is, hogy a másik haver és én hazatértünk, megnősültünk és családot alapítottunk. Olyan élete volt, amit sok fiatalember irigyel. Sok pénzt keresett, sok barátnője volt, jól ismerték a kocsmárosok és pincérek vendéglátóhelyek széles körében, és sok utazásban volt része. Keress pénzt és élvezd azt a pénzt – ez volt az életfilozófiája, és én mindig megnyugtatónak találtam, hogy van valaki, aki ilyenfajta életet él.

Egyszercsak a haver nem érezte jól magát, és tudta, hogy ez nem egyszerű másnaposság. Elment az orvoshoz, és kiterjedt vizsgálatok után megállapították, hogy előrehaladott, végstádiumú rákja van, és el kell rendeznie az ügyeit – más ügyeket, mint amikhez hozzá volt szokva!

Ezeket a híreket hallva a haverom azt gondolta magában, »a francba, haldoklom, és még nem is értem el azt a kort, hogy gondolkodjam olyan dolgokról mint halál, az örökségem vagy a spiritualitás. El kell szabadulnom a dolgoktól, és találnom kell egy helyet, ahol gondolkodhatok ezekről.« [Ha valaha is filmet készítenek ennek az embernek az életéről, azt hiszem Hugh Grant alkalmas lenne a főszerepre.] Figyelembe véve a barátom életstílusát, igencsak szokatlan döntést hozott. Tudta, hogy a Kelet tele van kolostorokkal, és úgy vélte, hogy ezeknek békés helyeknek kell lenniük, ahol egy fickó összeszedheti a gondolatait, így elindult kolostort keresni. Talált egyet, elmesélte a történetét, és kérte, hogy ottmaradhasson egy darabig, hogy elmélkedhessen a helyzetéről és az életről általában.

A szerzetesek befogadták, de ragaszkodtak hozzá, hogy pontosan azt egye, amit adnak neki. A szerzetesek olyan étrendet biztosítottak neki, ami szinte kizárólag gyümölcsökből és gyömölcslevekből állt, amelyeket naponta, nagy mennyiségben adtak neki. Másfél évvel később elhagyta a kolostort, teljesen felgyógyulva a rákból!"

El kell ismerniük, hogy ez sokkal jobb rák-történet, mint az előzőek. Egy optimista rák-történet – ez aztán üdítő!

Valószínűleg arra gondolnak, „hogyan lehetséges ez? Hogyan tudott ez az étrend ilyen látványos változást okozni az ember egészségében? Honnan tudhatták ezek a szerzetesek, hogy mit kell adni neki?"

A következő fejezetekben bemutatom két angol rákkutató felfedezéseit, egy gyógyszerészét és egy orvosi kémikusét, amelyekből értelmet nyer a kolostoros rák-történet. Bemutatom mindegyik felfedezést önmagában, azután megmutatom, hogyan állnak össze mindannyiunk által alkalmazható táplálkozástudományi elméletté a rák megelőzéséről és kezeléséről. Ez az elmélet egy mechanizmust ad, amellyel megmagyarázható az összefüggés az étrend és a rák között. Ez abban a reményben történik, hogy minél többen ismerik ezeket a felfedezéseket, annál több olyan történetet hallhatunk különböző beszélgetéseink során, mint a kolostoros történet, és kevesebb olyat, amilyenekhez hozzá vagyunk szokva.

A könyv végére remélem, hogy megértik, hogyan tették a szerzetesek pontosan a megfelelő dolgot ezzel az emberrel, és jól megértik a tudományt, amely megmagyarázza, hogyan gyógyíthatta meg az étrendjük a rákot. Ennek megértése alkalmasabbá teszi Önöket, hogy végre tudjanak hajtani bizonyos egészséggel összefüggő változtatásokat az étrendjükben anélkül, hogy elmennének a kolostorba.

Kezdetnek bemutatom a két fő tudóst: Gerry Potter professzort és Dan Burke professzort.

GERRY POTTER PROFESSZOR

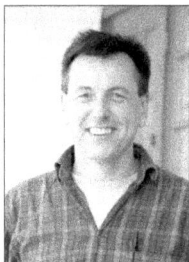

Gerry Potter az orvosi kémia professzora az angliai Leicesterben lévő De Montford Egyetem (De Montford University) Gyógyszerészeti Iskolájában. Ebben a részlegben ő a Rákgyógyszer Kutatócsoport igazgatója, amely csoport tumor-szelektív ágensek fejlesztésével és felfedezésével foglalkozik a rák biztonságos kezeléséért.

Potter professzort első rákkal kapcsolatos élménye négy éves korában érte. Nagynénje meghalt rákban, és ez az élmény mély hatással volt későbbi pályafutására.

Egyetemistaként kémiát tanult, és utolsó évében egy projektet vitt végig a rákellenes ágensekről. Ezzel eljutott a Manchesteri Egyetemre (University of Manchester), ahol a citokróm P450 enzimeket kutatta. Ezt követően Ph.D. fokozatot szerzett orvosi kémiából a Londoni Egyetem (University of London) Rákkutató Intézeténél. Doktori tanulmányai utolsó évében megkapta a SmithKlineBeecham díjat a „Kiralitás a gyógyszertervezésben és a szintetizálásban" témájában.

A Ph.D. megszerzése után Dr. Potter szelektív gyógyszereket tervezett és szintetizált mell- és prosztatarákra a Rákkutató Intézetnél (Institute for Cancer Research). Prosztatarákgyógyszerét, az Abiraterone acetate-ot nemrég engedélyezték mint végső gyógyszert a prosztatarák kezelésére (jelenleg rendkívül nehéz egy szert elsődleges gyógyszerként engedélyeztetni, függetlenül a gyógyszer hatékonyságától). Ez a gyógyszer valójában egy enzimgátló, nem kemoterápia önmagában. A CYP 17 egy emberi enzim, melynek az androgén és ösztrogén bioszintézis során van szerepe. Az Abiraterone gátolja ezt az enzimet, ezzel leállítja ezt a bioszintézist. Az Abiraterone jelenleg a további klinikai vizsgálatok folyamatán megy keresztül, és az eredmények eddig kivételesen jók. *(Attart et al., 2009)*

Ez a munka eljuttatta őt Cambridge-be, ahol folytatta a királis (eltérő bal-és jobbkezes alakkal rendelkező vegyületek) rákellenes ágensek fejlesztését. Amíg Cambridge-ben volt, elnyerte a Királyi Kémiai Társaság (Royal Society of Chemistry) ipari innovációért járó díját. A díj elnyerését követő egy éven belül tanári állást ajánlottak neki a De Montford Egyetemen. Potter professzor nemrég nyerte el harmadik ipari innovációért járó díját a Királyi Kémiai Társaságtól az Abiraterone acetate kifejlesztéséért. Ő az egyetlen tudós, aki egynél többször kapta meg ezt a díjat. *(Schaefer, B., 2012)*

Ez az összegyűjtött tapasztalat rámutatott a létező rákellenes ágensek néhány hiányosságára, és segített központi témát találni kutatásainak. A konvencionális rákellenes ágensek általában mérgezőek, azaz nem szelektívek. Ahogy Stellman és Zoloth rámutatnak a rák-kemoterápiás ágensek mint foglalkozási ártalomról szóló irodalom-összefoglalójukban, „Nem szoktak elmélkedni mindazonáltal a legtöbb rák-kemoterápiás ágens mérgezőségéről." *(Stellman, JM, Zoloth, SR, 1986)* „A legtöbb egyformán mérgező az egészséges és a rákos szövet számára is (pl. metotrexát). *(Potter, G., 2005)* Néhány mérgezőbb az egészséges szövet, mint a rákos szövet számára. (pl. taxol, doxorubicin, 5-fluorouracil). *(Potter, G., 2005)* Megint mások karcinogén tumor promóterek (pl. klorambucil, melfalán), míg mások karcinogének és mutagének is, ami azt jelenti, hogy rendkívül agresszív másodlagos rákokhoz vezethet. *(Potter, G., 2005)* Valóban, a rákellenes (antineoplasztikus) gyógyszereknek való foglalkozás közbeni kitettség egészségügyi kockázataival foglalkozó kutatások rámutattak a rák kockázatának növekedésére olyan egészségügyi dolgozók körében, akik ki vannak téve ilyen gyógyszereknek, és rámutattak a spontán vetélések és a testi rendellenességgel születő gyermekek nagyobb gyakoriságára az onkológiai nővérek körében. *(Sorsa et al., 1985, Skov, et al., 1990, Skov et al., 1992)*

Potter professzor több mint 60 kutatási publikáció szerzője. Ennek a kutatásnak az eredménye 20 rákellenes ágens sikeres szabadalmaztatása. Összes kutatásának közös témája olyan rákellenes ágensek keresése, amelyek szelektívek és ártalmatlanok az egészséges szövetre. Ez a kutatás nemrég elvezette Potter professzort természetes rákellenes ágensek kereséséhez, amelyek szelektívek, hatékonyak és nincs mellékhatásuk. Ez az az új kutatás, amely megteremti az alapját a szalvesztrol elméletnek, ami ennek a könyvnek a középpontjában áll.

DAN BURKE PROFESSZOR

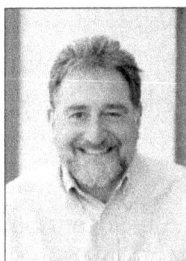

Dan Burke a gyógyszerészeti metabolizmus professzor emeritusa, miután nemrég lemondott tudományos dékáni pozíciójáról a Sunderlandi Egyetemen. Jelenleg a Nature's Defence (UK) Ltd. kutatási vezetője az angliai Systonban, Leicesterben.

Burke professzor a ráknak szentelte karrierjét. A rák okai, felismerése, megelőzése és kezelése mind fő összetevői voltak kutatásainak.

Egyetemistaként biokémiát tanult, és kitüntetéssel diplomázott a Londoni Egyetemen. Ezzel helyet szerzett magának a Surrey-i Egyetem (University of Surrey) Ph.D. programjában, ahol gyógyszer-metabolizmussal kapcsolatos kutatásokat végzett.

Az 1970-es években Burke professzor feltalált több biokémiai vizsgálatot, melyek EROD (etoxiresorufin-O-deetiláz) próba néven ismertek. Ezek a próbák az első módok a CYP enzimek aktivitásának számszerűsítésére, Burke professzor az atyja az összes ilyen irányú munkának. Az EROD próbák alapvető kutatási eszközök, melyeket világszerte használnak az iparban és az oktatásban egyaránt tudományos vizsgálatok elősegítésére.

Burke professzor az Aberdeeni Egyetem (Aberdeen University) orvosi karán szolgált közel húsz évig. Itt ajánlottak neki tanári állást, és itt vált az anyagcsere, a toxicitás és a gyógyszerek és környezeti vegyszerek kölcsönhatásainak elismert szakértőjévé. Különösen a citokróm P450 enzim-rendszerre szakosodott. Az ő kutatócsoportja fedezte fel, hogy a CYP1B1 enzim megtalálható a rákos sejtekben, de hiányzik az egészséges szövetből. Ez a felfedezés a rák felismerésére irányuló új kutatásokat, és új gyógyszerek és rákellenes oltások kifejlesztését segítette elő világszerte.

Aberdeen után a De Montford Egyetem Gyógyszerészeti Iskolájának vezetője lett. A De Montford Egyetemen Burke professzor bővítette szaktudását az anyagcsere, a toxicitás és a természetes összetevők kölcsönhatásai terén. Különösképpen a citokróm P450 szerepével kapcsolatban ezeken a területeken.

Burke professzor több mint 200 kutatási publikáció szerzője, amelyek harmincöt éves tudományos karriert ölelnek fel. Burke professzor úttörő munkája a CYP1B1 enzimmel tette lehetővé a szalvesztrol elmélet kidolgozását.

2.
EGY ÁLTALÁNOS TUMORMARKER FELFEDEZÉSE

Akik azt mondják, hogy nem lehet megcsinálni, ne zavarják azokat, akik csinálják.

❖ GEORGE BERNARD SHAW

Az új rák-kezelések fejlesztése és új tumormarkerek felfedezése túl gyakran rákspecifikus. Mindannyian hallottunk bejelentéseket új kezelési eljárásokról mellrákra, prosztatarákra és hasonlókról. Kutatócsoportok foglalkoznak egyes rákokkal, és ahogy egyre több és több pénz folyik be, úgy nyílnak kutatóközpontok, amelyeket konkrét rákbetegségek kutatásának szentelnek.

Ilyen háttér mellett a rákkutatás „Szent Grálja" kétrészes marad. Az első, felfedezni egyetlen célpontot a terápiás beavatkozáshoz, ami működik a rákok nagy csoportjánál, függetlenül azok onkogenikus eredetétől, és a rák minden stádiumában a diszplasztikustól a metasztatikusig. A második, felfedezni egyetlen markert a rák felismerésére és növekedésének vagy csökkenésének a nyomon követésére. Mostanáig a rákok „Szent Gráljának" felfedezése éppolyan megvalósíthatatlannak bizonyul, mint a bibliai Szent Grál megtalálása.

A citokróm P450 enzimek, másnéven CYP enzimek (ejtsd: szip enzimek) egyre növekvő kutatótevékenység tárgyává váltak az elmúlt évtizedben. Mostanáig 57 P450 gént és 29 pszeudogént azonosítottak emberekben. *(McFadyen, MCE et al., 2004)* Sokkal több létezik más élőlényekben.

A citokróm P450 enzimek enzimek sokaságát alkotják, amelyek a természetben mindenütt előfordulnak. Jelenleg mintegy 3.800 ilyen enzimet azonosítottak. Előfordulnak emberekben, emlősökben, halakban, növényekben, gombákban, baktériumokban stb. A rákkutatók legnagyobb érdeklődésére az az 57 citokróm P450 enzim tarthat számot, amely az emberekben létezik.

Ezek az enzimek a magjukban vasat használnak, hogy különböző vegyületeket oxidáljanak, amik a testbe jutnak. Emiatt időnként hemoproteinekként hivatkoznak rájuk. Az oxidációs vagy hidroxilációs folyamat teszi lehetővé ezeknek az enzimeknek, hogy sok gyógyszert és mérget vízben oldódóvá tegyenek. Az emberiség történelmének kezdetétől ezek a CYP enzimek tették lehetővé ősapáink számára, hogy megtisztítsák testüket a természetes méreganyagoktól. Ma túlnyomórészt ez a vízben oldhatóság teszi lehetővé, hogy kitisztítsuk szervezetünkből a gyógyszereket és kémiai mérgeket.

Ez a CYP enzimek által végzett gyógyszer és méreg metabolizmus keltette fel kutatók figyelmét világszerte. Valóban, a CYP enzimek nélkül valószínűleg túladagolnánk magunkat gyógyszerekkel és mérgekkel is.

Egy bizonyos CYP enzimnek van egy másik tulajdonsága is, eléggé függetlenül a gyógyszer és méreg metabolizmustól – olyan tulajdonság, aminek hatalmas jelentősége van a rákkutatásban. A CYP1B1 enzimet (ejtsd: szip egy bé egy) az különbözteti meg a többi CYP enzimtől, hogy jelen van a rákos sejtekben, és hiányzik az egészséges szövetből.

Alig több mint egy évtizede a skóciai Aberdeeni Egyetem patológia tanszékének egy kutatócsoportja Dan Burke professzor vezetésével beszámolt arról, hogy a CYP1B1 jelen volt a lágyrész szarkómás szövetben *(Murray, GI et al., 1993)*, míg az egészséges szövetből hiányzott. Ez kétségtelenül érdekes eredmény volt, de néhány év további kutatásba tellett ennek a csoportnak, hogy igazán felkeltsék a nemzetközi kutatóvilág figyelmét, és meggyőzzék őket a CYP1B1 fontosságáról.

1995-ben ez a csapat beszámolt arról, hogy a CYP1B1 megtalálható mellrákos tumorokban. *(McKay, J. et al., 1995)* 1997-re Burke professzor csapata beszámolt arról, hogy a CYP1B1 jelen van tumorok széles körében, beleértve a mell, a vastagbél, a tüdő, a nyelőcső, a bőr, a nyirokcsomó, az agy és a here rákjait, míg nem lehetett kimutatni a jelenlétét az egészséges szövetben. *(Murray, GI et al., 1997)* Tekintve ezt a gyakoriságot, a kutatók folytatták a rákos sejtek tesztelését a CYP1B1 jelenlétének vizsgálatára. A CYP1B1 kimutatható mindenféle rákban, amit eddig vizsgáltak, és jellegzetessége az áthatósága a rákos sejtekben és hiánya az egészséges szövetben.

Ezek a kutatási eredmények együttesen arra utalnak, hogy a CYP1B1 lehet egyben egy általános célpontja a rákterápiás beavatkozásoknak, és univerzális marker a rák felismerésére és növekedésének vagy csökkenésének figyelemmel kísérésére. Bármilyen hihetetlen felfedezés legyen is ez, van más jelentősége is a CYP1B1 felfedezésének.

A CYP1B1 nemcsak, hogy jelen van minden ráktípusban, amit eddig vizsgáltak, de megtalálható a rák minden stádiumában az előrákos diszplasztikus sejtektől az elsődleges rákos sejteken át a rák áttétes sejtjeiig. *McFadyen, MCE et al., 2001, Gibson, P. et al., 2003)* Ez teszi a CYP1B1-et a rákos sejt valódi, belső jellemzőjévé. (Lásd az I. függeléket azoknak a rákoknak a részleges listájára vonatkozóan, amelyekben tudományos hivatkozások alapján kimutatható a CYP1B1.)

A CYP1B1-nek ez a tulajdonsága a rákkutatás „Szent Gráljának" a megtalálását jelenti. A CYP1B1 alapot ad terápiás beavatkozások széles körének a rákmegelőzéstől az előrehaladott stádium kezelésén át az áttételes kórok kezeléséig, és a rák növekedésének vagy visszahúzódásának figyelésére is.

IMMUNHISZTOKÉMIAI FESTÉS A CYP1B1-HEZ

A mód, ahogy a kutatók a sejteket szűrik a CYP1B1 jelenlétére vagy a CYP1B1 szintjeinek összehasonlítására a különböző rákokban, az immunhisztokémiai festés a CYP1B1-hez.

Emberi szövetmintát biopsziával vagy a tumor sebészeti eltávolításával szereznek. Tudósok általában szövetbankok szolgáltatását veszik igénybe ilyen minták beszerzéséhez. Ha a minta megvan, az első lépés a fixálása. Ez olyan folyamat, amelynek során a minta szilárddá válik. Viasz vagy más szilárdító anyag hozzáadásával nagyon vékony (mikrotom) szeleteket lehet nyerni mikroszkópos vizsgálathoz.

Ha a fixálás megtörtént, létrehoznak egy mikrotomot, és CYP1B1 elleni antitesttel kezelik. Az antitest hozzá fog tapadni a CYP1B1-hez, és nem fog hozzátapadni azokhoz a sejtekhez, amelyek nem tartalmazzák a CYP1B1-et. Ezután egy második antitestet készítenek fekete vagy barna festődéssel. A második antitest az első antitest (a CYP1B1 antitest) elleni antitest. A mintát ekkor ezzel a festett, második antitesttel kezelik. A festett antitest hozzátapad a CYP1B1 antitesthez, ami viszont a CYP1B1 enzimhez tapad. Ezzel a kétlépéses módszerrel a CYP1B1 enzimet feketére vagy barnára festették (a használt festéktől függően). A mikrotomot ezután lila festékkel preparálják, ami lilára színezi az egészséges sejteket, kiemelve az ellentétet.

A mikrotom mikroszkópos vizsgálatakor fekete/barna sejtek és lila sejtek sokaságát fogjuk látni. Ez a tudósok számára olyan vizuális kontraszt, amelyből látható mind a CYP1B1 enzim jelenléte, mind az elterjedtségének a foka. Ez a folyamat lehetővé tette a tudósok számára, hogy megállapítsák, a CYP1B1 enzim jelen van a rák minden stádiumában és minden vizsgált ráktípusban, míg az egészséges szövetben nincs jelen.

Jelenleg nincs olyan kereskedelmi forgalomban kapható vérteszt, ami alkalmas a CYP1B1 kimutatására, bár folyamatban van egy kutatás, melynek célja egy minimálisan invazív teszt létrehozása, amiről egy későbbi fejezetben lesz szó.

CYP1B1: PROBLÉMA VAGY MEGOLDÁS?

Olyan felfedezéssel, mint a CYP1B1, hamar felmerül a kérdés, hogy „a rákos sejteknek ez a belső tulajdonsága a probléma vagy a megoldás része-e?" Hogy megpróbálják megválaszolni ezt a kérdést, kutatócsoportok elkezdték vizsgálni a CYP1B1 metabolikus aktivitását, és különböző meglepő eredményekkel álltak elő.

Az első ezek közül a felfedezések közül, hogy rákellenes ágenseket, mint a docetaxelt, a tegafurt és a flutamidet metabolizálja a CYP1B1. *(Rochat, B. et al., 2001, Michael, M. et al., 2005)* Továbbá McFadyen és társai beszámoltak arról, hogy a docetaxelt, az ellipticint, a mitoxantront és a tamoxifent inaktiválja a CYP1B1. *(McFadyen, MCE et al., 2004)* Ezek a citotoxikus ágensek nem jó célzó molekulák a rákos sejtekkel szemben, azaz nem szelektívek. Emiatt használatuk kezdetén mérgezőbbek az egészséges szövetre, mint a rákos szövetre addig, amíg a CYP1B1-et le nem győzi a citotoxikus ágens mennyisége. Ez nem az az eredmény, amire vágyunk, ha a cél a rákos sejt elpusztítása. Ezeknek a kutatási eredményeknek a fényében gyakran beadnak CYP1B1 gátlókat olyan rákellenes ágensek bevitele előtt, amelyeket deaktivál a CYP1B1.

A komoly kutatótevékenységnek egy másik területe az ösztradiol 4-hidroxiösztradiollá alakítása. Ezt az átalakítást a CYP1B1 katalizálja. *(Hayes, CI et al., 1996)* Ennél aggodalomra adhat okot a 4-hidroxiösztradiol karcinogén és mutagén tulajdonsága. *(Zhai, Z. et al., 2006)* Ez olyan feltevésekhez vezetett, hogy a CYP1B1 és polimorfizmusai esetleg magyarázhatják az egyéni különbségeket a mellrák kockázatában. *(Hanna, IH et al., 2000)* Tekintve, hogy a CYP1B1-et a rákos sejtek, és nem az egészséges sejtek tartalmazzák, rámutattak, hogy ha a CYP1B1-et a mellrák részének tekintjük, akkor az az ösztradiol tumoron belüli metabolizmusa miatt lehet *(McFadyen, MCE et al., 1999)*, nem pedig okozó ágensként. Ez természetesen kivenné a CYP1B1-et mellrák kockázati tényezői közül, mivel ha a CYP1B1 kimutatható, a mellrák már jelen van.

A CYP1B1-ről azt is kimutatták, hogy prokarcinogének széles körét aktiválja környezeti karcinogénekké. *(Shimada, T. et al., 1996)* Dohányosok számára különös jelentőséggel bírhat az a felfedezés, hogy a CYP1B1 át tudja alakítani a dohányfüstben lévő prokarcinogéncket - beleértve a benzo[a]pirént (B[a]P) - karcinogénekké. Ezen felül a dohányfüst indukálja a CYP1B1-et az aerodigesztív traktusban, beleértve a nyelvet, a nyelőcsövet, a vastagbelet és a tüdőt is. Ez vezette a kutatókat ahhoz a feltevéshez, hogy a CYP1B1 dohányfüst általi gerjesztése felerősíti a füstben lévő karcinogének mutagén hatását. *(Port, J. et al., 2004)* Éles ellentétben áll ezekkel az eredményekkel az a tény, hogy a szénmonoxid CYP1B1 gátló. Ennek alapján azt hihetjük, hogy a gyakorlati eredmények jelentősen eltérhetnek a kísérleti, laboratóriumi körülmények között nyert eredményektől.

A rákellenes ágensek metabolizmusa és a prokarcinogénék karcinogénekké aktiválása egyértelműen alkalmas arra, hogy gyanakvással tekintsünk a CYP1B1-re. Minden rákos sejt belső összetevője, csökkenti a tevékenységét bizonyos rákellenes ágenseknek, és aktívan átalakíthatja a prokarcinogéneket karcinogénekké. Ez, a prokarcinogének karcinogénekké alakítása, igencsak aggódóvá teszi az embereket, de emlékeznünk kell arra, hogy a CYP1B1 a rákos sejtbe van zárva. Fel kell tennünk a kérdést, hogy „mennyire rossz az, ha egy rákos sejtben létrejön egy karcinogén?" A sejt már rákos! Értelmesebb lenne arra összpontosítani, hogy a kezdetektől mi előzheti meg a rákot.

Mielőtt arra a következtetésre jutunk, hogy a CYP1B1 a probléma része, meg kell kérdeznünk magunktól, hogy miért létezik a CYP1B1. Évezredek óta létezik (valójában egészen 150 millió évre visszamenően kimutatták emlősőkben), mi tehát a túlélési értéke ennek az enzimnek? Mi a CYP1B1 szerepe?

Bizonyára túlzás azt gondolni, hogy a CYP1B1 egész idő alatt itt ólálkodott arra várva, hogy az emberek elkezdjenek dohányozni! Hasonló túlzás azt gondolni, hogy egyszerűen arra várt, hogy az emberek feltalálják a kemoterápiát, hogy ő aztán hatástalanná tehesse. Ugyanígy nehéz elképzelni, hogy a CYP1B1 csendesen múlatta az idejét arra várva, hogy feltaláljuk és magunkhoz vegyük a prokarcinogéneket, hogy aztán ő karcinogénekké alakíthassa azokat. Hol van a túlélési érték mindebben? Ennek az enzimnek az evolúciós élettartama amellett szóló érv, hogy inkább segíthet a túlélésünkben, mintsem hogy elősegítené a halálunkat. Mi másért létezne?

Akik amellett érvelnek, hogy a CYP1B1 a probléma része, ugyanazt a logikai hibát követik el, mint akik azt akarnák elhitetni velünk, hogy a rendőrök állnak minden bűncselekmény mögött, mert mindig ott vannak a bűncselekmények színhelyén. *(Potter, G., 2005)*

Talán ezek a megállapítások annak a mellékhatásai, hogy a CYP1B1 jelenleg az ipari, környezeti és gyógyszerészeti vegyszerek korában tevékenykedik. Talán a tényleges szerepe sokkal alapvetőbb az emberek túlélésében. Ahhoz, hogy erre a nézetre jussunk, egész más nézőpontból kell megközelítenünk a kérdést.

3.
STILSERENE: EGY CYP1B1-CÉLZOTT ELŐGYÓGYSZER

Ez működik, tudom, hogy működik. Frusztráló, hogy nem lehet gyorsabban haladni, de oda fogunk érni. Hiszek ebben, tényleg hiszek.

❖ GERRY POTTER, PH.D.

A Rákgyógyszer Kutatócsoportban az angliai Leicesterben lévő De Montford Egyetemen Potter professzor más megközelítést használt a CYP1B1-hez. Potter professzor orvosi kémikus a De Montford Egyetem Gyógyszerészeti Iskolájában. Véletlenül Burke professzor volt a Gyógyszerészeti Iskola vezetője, amikor Potter professzor volt a Rákgyógyszer Kutatócsoport igazgatója.

Potter professzor már sikeresen létrehozott egy inhibitort, az Abiraterone acetátot a citokróm P450 enzim CYP17-hez, amikor Burke professzor leírta neki a

CYP1B1-et. Potter ennek az enzimnek a specificitását azonnal célzott rákterápiás előgyógyszer – olyan gyógyszer, amely ártalmatlan, amíg enzimatikus reakciók nem aktiválják – célpontjának látta.

Miután hallott a CYP1B1 ösztradiol-hidroxilációs tevékenységének a sajátosságairól, Potter professzor elkezdett kidolgozni egy megközelítést ilyen előgyógyszer létrehozására. Egy héten belül megtervezett két különböző előgyógyszert, amiket elméletileg aktiválhat a CYP1B1. Kiválasztotta az egyiket továbbfejlesztésre, és sikeresen felépítette a vegyületet.

A hagyományos kemoterápiával ellentétben ezt a vegyületet úgy tervezték, hogy jóindulatú maradjon az emberi szervezetbe érkezéskor, és teljesen a CYP1B1-et célozza meg, így teljesen a rákos sejteket célozza. A vegyületet, a „Stilserene-t", a CYP1B1 enzim metabolizálja, hogy létrehozzon egy metabolitot a rákos sejten belül, amely előidézi az apoptózist (programozott sejthalált), míg az egészséges szövetet sértetlenül hagyja mellékhatás nincs! *(Potter, G. et al., 2001)*

A Stilserene laboratóriumi kísérletei azt mutatták, hogy a vizsgált rákos sejtek 95%-án hatékonyan idézte elő a sejthalált. Ebben a kísérletben olyan rákok is szerepeltek, amelyek ellenálltak más kezeléseknek. Gyomor-, vastagbél- tüdő-, emlő- és agyi tumoros sejteket mind megsemmisített a Stilserene, miközben nem károsította az egészséges szövetet.

Ez az eredmény hatalmas eltérést mutat a hagyományos kemoterápia eredményeihez képest. A hagyományos kemoterápia általában éppolyan mérgező az egészséges szövet, mint a rákos szövet számára. A legjobb esetben kétszer olyan mérgező lesz a rákos szövet, mint az egészséges szövet számára. Összehasonlításképpen, a Stilserene több mint 4.304-szer olyan mérgező a rákos sejteknek, mint az egészséges szövetnek, és a toxicitás a rákos sejten belül marad.

A Stilserene egy új korszakát nyitja meg a rákellenes beavatkozásoknak – széles körben alkalmazható rákterápia legyengítő mellékhatások nélkül. Ezeknek az eredményeknek a fényében Potter professzor azt nyilatkozta, hogy „Soha nem hittem volna, hogy a rák gyógyítható kór. Most, annak fényében, amit felfedeztünk, hiszem, hogy a rák gyógyítható." *(BBC, 2001)*

Ahogy a hírek erről az új gyógyszerről nyilvánosságra kerültek, Potter professzort elárasztották segítségkérésekkel a világ minden sarkából. Egy példa a levelek és emailek áradatából, amiket kapott, és amely megjelent a helyi újságban.

> *„Ön az egyetlen reményünk, írja a Bulgáriából címzett, elegánsan gépelt levél. Ha Ön nem segít nekünk, akkor a lányunk, a mi »gyönyörű, játékos, bajkeverő« Loránk meg fog halni." (Leicester Mercury, 2003)*

A segélykiáltások szívet rengető hátterében a Rákgyógyszer Kutatócsoport tovább haladt a kutatással. Létrehozták a Stilserene-nek a vízben oldódó változatát, ajtót nyitva ezzel egy szájon át bevihető és könnyen emészthető kapszula gyártásának.

Technikákat dolgoztak ki a gyógyszer gyártásának felgyorsítására. A kezdetben létrehozott néhány apró kristálytól a csapatnak sikerült odáig fejlesztenie a gyártást, hogy a gyógyszer kilogrammjait tudták létrehozni. Ez felkeltette olyan cégek érdeklődését, amelyek elég nagyok ahhoz, hogy végigvigyék a szükséges, rendkívül költséges klinikai teszteket.

A Stilserene-t nemrégiben engedélyeztette egy gyógyszerészeti cég, és jelenleg klinikai tesztekre készítik elő. A Stilserene széleskörű használata még sok-sok évet várat magára. A Leicester Mercury, egy leicesteri napilap, amely végigkísérte Potter munkáját, legalább hét és legfeljebb tizennégy éves időtávot jelez előre, mire a Stilserene-t alkalmazni lehet. Ez az időtáv nem tér el az FDA (az Egyesült Államok Élemiszer- és Gyógyszer-Hivatala – a ford.) „új gyógyszer fejlesztési menetrendjétől". Az FDA menetrend minimum öt évet, maximum húsz évet és átlagosan nyolc és fél évet jelez előre ahhoz, hogy egy új gyógyszer sikeresen túljusson az engedélyezési eljáráson, mielőtt készen áll az alkalmazásra (további információért lásd az új gyógyszer engedélyezési menetrendet a www.fda.gov oldalon).

Ennek az időtávnak és a számtalan segítségkérésnek a tudatában nyilatkozta Potter professzor azt, hogy „Ez működik, tudom, hogy működik. Frusztráló, hogy nem lehet gyorsabban haladni, de oda fogunk érni. Hiszek ebben, tényleg hiszek." *(Leicester Mercury, 2003)*

4.
ÉLELMISZER ALAPÚ RÁK-ELŐGYÓGYSZEREK FELFEDEZÉSE

Soha nem hittem volna, hogy a rák gyógyítható kór. Most, annak fényében, amit felfedeztünk, hiszem, hogy a rák gyógyítható.

❖ GERRY POTTER, PH.D.

A Stilserene-nel szerzett tapasztalata arra késztette Potter professzort, hogy újraértékelje a CYP1B1 szerepét. Miután a Stilserene ilyen hatékony volt rákok széles körében, lehetséges, hogy a CYP1B1 egy megmentő mechanizmus, ami megszabadítja a testet a ráktól? Védekező mechanizmus, amely megvéd a rosszindulatú dolgoktól? Talán, ahogy Potter professzor rámutat, nem azt a kérdést kell feltennünk, hogy „miért leszünk rákosak", hanem inkább azt, hogy „miért nem leszünk mindannyian rákosak?" *(Potter, G., 2005)* Ha a CYP1B1 egy megmentő mechanizmus, akkor talán ez az oka, hogy nem leszünk mind rákosak!

Ezt az elképzelést alátámasztotta az a tény, hogy Potter professzor észrevette, hogy a Stilserene kémiai szerkezete nagyon hasonlít bizonyos természetes vegyületekéhez, amelyeket ismert. Ha a CYP1B1 egy megmentő mechanizmus, abból az következne, hogy elő kell fordulniuk a természetben olyan vegyületeknek, amiket a CYP1B1 metabolizál, hasonlóan a Stilserene-hez, hogy megszabadítsa a testet a ráktól. Konkrétabban, az ételben kell előfordulniuk olyan összetevőknek, amiket a CYP1B1 metabolizál hasonló eredménnyel, mint a Stilserene metabolizmusa, mert az étel mint ezeknek az összetevőknek a forrása biztosítaná, hogy a CYP1B1 megkapja a szükséges anyagot ahhoz, hogy megszabadítsa a testet a ráktól, életképessé téve ezt a megmentő mechanizmust.

A CYP1B1 szerepének ez az újraértékelése a kutatást egy természetes vegyület felé irányította, amely a CYP1B1-gyel találkozva előgyógyszerként viselkedne, rákellenes tulajdonságokkal. Ez nagyon érdekes, új irányba vitte a kutatást.

A REZVERATROL TÖRTÉNETE

A Stilserene megalkotásával és vizsgálatával egyidejűleg jelentős figyelmet fordítottak annak kutatására, ami francia paradoxon néven vált ismertté. A francia étrend sok zsíros ételt tartalmaz, mint sajtok, vörös húsok és gazdag mártások, mégis a franciák láthatóan nem szenvednek annyira a magas koleszterinszinttől és az ebből következő szívproblémáktól, mint néhány európai szomszédjuk. Kutatók rátaláltak a rezveratrolra, egy természetes vegyületre, ami megtalálható a szőlő héjában és francia vörösborokban, mint arra az étkezési mechanizmusra, ami felelős ezért a paradoxonért, mert a vörösbor jellemző kiegészítője az étkezésnek Franciaországban.

A Stilserene-hez hasonlóan viselkedő természetes vegyület utáni kutatás során Potter professzor és kutatócsoportja figyelmébe került a rezveratrol. A rezveratrolról kimutatták, hogy rákmegelőző tulajdonságai vannak. *(Jang, M. et al., 1997, Jang, M. et al., 1999)* Még fontosabb, hogy a rezveratrol egy stilben, a Stilserene-hez hasonló kémiai szerkezettel (a stilbenek szénhidrogének, $C_{14}H_{12}$, melyeket festékek és szintetikus ösztrogének gyártásához használnak). Továbbá a rezveratrol egy fitoösztrogén, ami szerkezetileg hasonló az ösztradiolhoz. Indokoltnak tűnt, hogy emiatt a szerkezeti hasonlóság miatt a rezveratrol hasonló aromás hidroxiláción megy keresztül a CYP1B1 hatására, mint az ösztradiol. Ha ez a hidroxiláció ugyanott megy végbe a rezveratrolban, mint az ösztradiolban, akkor egy nagyon hasznos metabolit képződhet. *(Potter, G. et al., 2002)*

Ha bebizonyosodna, hogy ez a helyzet, az alátámasztaná Potter professzor állítását, hogy a CYP1B1 egy „megmentő enzim", amely rákellenes ágensekké aktivál bizonyos táplálkozási vegyületeket a rákos sejteken belül – egyfajta táplálkozási mechanizmus, amely megvédi a testet a ráktól. A rezveratrol tűnt a megfelelő természetes vegyületnek, amit vizsgálni kell.

Kísérleteket végeztek, amelyek megállapították, hogy a CYP1B1 jelenlétében a rezveratrol piceatannollá alakul, egy másik stilben szerkezetté, amelynek ismert rákellenes tulajdonságai vannak. *(Ferrigni, N., 1984)* Ez az eredmény körvonalazott egy molekuláris szintű mechanizmust, amellyel egy étkezési vegyület természetes előgyógyszerként viselkedhet azzal, hogy a rákos sejten belül rákellenes ágenssé aktiválja a CYP1B1 enzim. *(Potter, G. et al., 2002)* Ebből a kutatásból megérthetjük az alábbi előgyógyszer mechanizmust:

jóindulatú, természetes vegyület	+	metabolizáló enzim	=	rákellenes ágens
rezveratrol	+	CYP1B1	=	piceatannol

A folyamat szépsége, hogy az egész a rákos sejten belül zajlik le. A rákellenes ágens a rákos sejten belül keletkezik, és kizárólag a rákos sejtben működik, tehát az egészséges szövet teljesen érintetlen marad. Ez pontosan az, amit egy terápiás beavatkozáskor akarunk – a szelektivitás – egy természetes terápiás beavatkozás, ami szelektíven a rákos sejteket célozza.

KEZDETI VIZSGÁLATOK KÜLÖNBÖZŐ RÁKOKON

Leicesterben található Nagy-Britannia legnagyobb szövetbankja. Ez a közelség nagy előny a De Montford Egyetemen zajló rákkutatás számára, amely Potter professzor Rákgyógyszer Kutatócsoportjának az otthona. Miután rávilágítottak a rezveratrol CYP1B1 általi bioaktivációjára piceatannollá, kutatásokat végeztek, hogy megvizsgálják a mechanizmus hatékonyságát és szelektivitását rákos sejtvonalakon. Ahogy a Stilserene-nel is tették, különböző rákos sejtvonalakon végeztek vizsgálatokat, és ezzel egyidejűleg egészséges szöveten is. Ahogy a Stilserene esetében is történt, nem károsodott az egészséges szövet, miközben apoptózist (programozott sejthalált) idéztek elő a rákos sejtekben. Röviden, az egészséges szövet érintetlen maradt, míg a rákos sejtek elpusztultak.

Volt azonban egy kritikus eltérés a Stilserene és a rezveratrol eredményei között. A rezveratrol hatékonyan ölte meg a rákos sejteket rendkívül alacsony dózisban, de ahogy a dózis emelkedett, öngátló hatást figyeltek meg – a rezveratrol magasabb dózisban gátolta a CYP1B1 tevékenységét, kikapcsolva ezzel a CYP1B1 metabolikus aktivitását, sértetlenül hagyva a rákos sejteket (lásd az 1. ábrát).

Ez az ábra azt mutatja, hogy a rezveratrol nem aktiválódik a normális emlősejtekben, ahol nincs jelen a CYP1B1, de aktiválódik az emlőrákos sejtekben, ahol jelen van a CYP1B1. Ahogy a rezveratrol koncentrációja nő (x tengely vagy vízszintes tengely), az emlőrákos sejtek túlélési aránya (y tengely vagy függőleges tengely) gyorsan visszatér 100%-ra. A rezveratrollal nem csak nullára csökken a rákos sejtek elpusztításának hatékonysága, hanem ezzel egyidejűleg gátolva lesz a CYP1B1, így nem tud semmilyen más vegyületet sem metabolizálni, amelyek esetleg elpusztíthatnák a sejteket. Ez a hatás, bár tudományosan érdekes, minimális hatékonyságúvá teszi a rezveratrolt mint rákterápiás szert, mivel túlságosan nehéz meghatározni, hogy mekkora adag lenne megfelelő annak, aki használni szeretné.

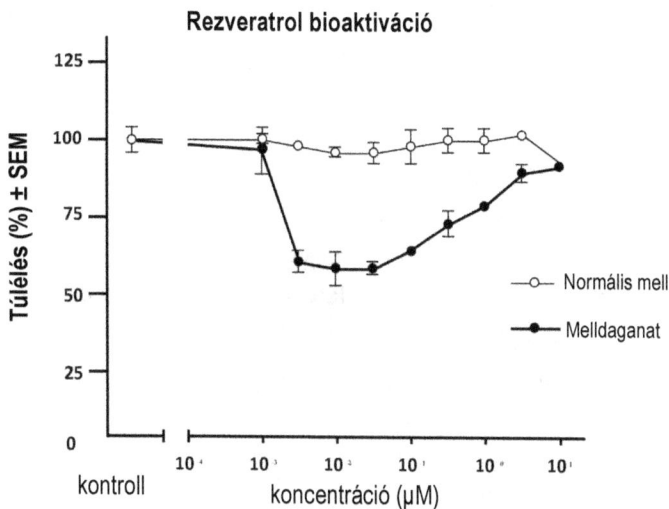

1. ábra: Rezveratrol bioaktiváció (az ábrát Gerry Potter professzor szíves engedélyével tesszük közzé).

ÉLELMISZER ALAPÚ ELŐGYÓGYSZEREK KUTATÁSA

A rezveratrollal szerzett tapasztalat további élelmiszer alapú vegyületek utáni kutatásra ösztönzött, amelyek természetes rákellenes előgyógyszerekként viselkedhetnek. Ha, amint arra a rezveratrol kutatás utalt, a CYP1B1 szerepe az, hogy megszabadítsa a testet a rákos sejtektől élelmiszer alapú, természetes vegyületek metabolizálásával rákellenes ágensekké, akkor ésszerűnek tűnik, hogy léteznek hasonló vegyületek.

A CYP1B1 metabolikus tevékenységének a megértése volt a kulcsa a megfelelő kémiai szerkezetnek, amit keresni kellett. Így az maradt a kérdés, hogy hol keressünk. A kutatáshoz útmutatóul szolgáltak hagyományos növényi alapú gyógyszerekről, növényi alapú étrendekről szóló szövegek olyan kultúrákból, ahol alacsony a rák előfordulása, valamint a gyógynövényekről íródott történelmi szövegek is.

Kutatók kiterjedt vizsgálatokat kezdtek gyümölcsökről, bogyókról, zöldségekről és gyógynövényekről további természetes vegyületeket keresve, amelyek úgy viselkednek, mint a Stilserene és a rezveratrol. A kutatás eredményes volt. Mostanra több mint húsz természetes, élelmiszer alapú vegyület ismert, amit felfedeztek, megvizsgáltak és teszteltek. Ezek hidrofil és lipofil vegyületek csoportját alkotják. Mindegyiknek megvan az a meghatározó tulajdonsága, hogy a CYP1B1 rákellenes funkcióval rendelkező metabolittá metabolizálja őket. Mindegyik másodlagos növényi metabolit: a fitoalexinek.

5.
A SZALVESZTROLOK

Legyen az étel az orvosságod, és az orvosság az
ételed.

❖ HIPPOKRATÉSZ, KR.E. 400

Potter professzor a „szalvesztrolok" kifejezést alkotta
a fitonutriensek eme új osztályára. A szalvesztrolok
kifejezés a latin „salvia" (védeni) szóból ered, a zsá-
lya nevéből, ami a középkorban gyógyításra használt
növény volt.

Ahogy egyre több szalvesztrolt fedeztek fel, a megér-
tésük is mélyült. Ezeknek a szalvesztroloknak a vizsgá-
latából azt jósolják, hogy a szalvesztrolok osztálya végül
több mint ötven fitonutrienst fog tartalmazni. A külde-
tés folytatódik.

MIK A SZALVESZTROLOK?

A szalvesztrolok a fitonutriensek új osztálya, amelyeknek
inkább gyógyszerészeti, mintsem kémiai definíciójuk
van. A metabolitok tevékenysége jellemzi őket, amik

akkor jönnek létre, amikor a CYP1B1 enzim metabolizálja őket a rákos sejtekben. Egyszerűen szólva, a szalvesztrolok élelmiszer alapú vegyületek, amiket a CYP1B1 metabolizál, hogy létrehozzon olyan metabolitokat, amik rákellenes ágensek. Ezek a rákellenes ágensek elfojtják a tumor növekedését azzal, hogy megölik a rákos sejteket.

A szalvesztrolok továbbá részei a növény immunrendszerének. Fitoalexinek. Kinyerni kórokozó-specifikus módon lehet őket, a behatoló gomba vagy kórokozó tevékenységét gátló vegyületek révén.

A szalvesztrolokat nem lehet egyértelműen besorolni a fitonutriensek létező osztályainak egyikébe sem. A rezveratrol például egyszerre polifenol és fitoösztrogén. Az eddig felfedezett szalvesztrolok némelyike antioxidáns, némelyik polifenol, némelyik fitoösztrogén, mások nem esnek bele egyik kategóriába sem, míg megint mások egynél több kategóriába is besorolhatók.

Ha arra a tényre koncentrálunk, hogy néhány szalvesztrol beleesik ezen kategóriák valamelyikébe, elkerüljük a lényeget. Nem attól vannak rákellenes tulajdonságaik, mert antioxidánsok, polifenolok vagy fitoösztrogének. A rákellenes tevékenységüket a CYP1B1 általi metabolizmusukon keresztül fejtik ki, konkrétan a rákos sejten belüli, rákellenes ágenssé való metabolizmusukon keresztül. Ez a központi, meghatározó jellegzetessége a szalvesztroloknak.

AMI MEGKÜLÖNBÖZTETI A SZALVESZTROLOKAT: A SZELEKTIVITÁS

Amikor törött karral megjelenünk az orvos rendelőjében, arra számítunk, hogy a karunkat gipszbe vagy merevítőbe teszik. Szelektív választ várunk a problémánkra. Ha úgy jövünk el az orvostól, hogy sok különböző testrészünk gipszben vagy merevítőben van, amik között talán ott van, talán nincs ott az érintett kar, nem valószínű, hogy visszamegyünk ahhoz az orvoshoz!

Hasonlóan, ha egy betegséggel megyünk orvoshoz, azt várjuk, hogy olyan kezelést rendel el, ami elbánik a kóros sejtekkel, míg sértetlenül hagyja az egészséges sejteket. Megint, szelektív válaszra számítunk.

A lehetséges kezelések szelektivitását, álljanak azok szintetikus gyógyszerekből vagy természetes készítményekből, meghatározott kísérletek sorozatával állapítják meg. Vizsgálatokat végeznek egészséges sejteken és kóros sejteken. Kísérleti tartályok sorát állítják fel, mindegyikben ugyanannyi sejttel, hogy egyedi vizsgálatokat lehessen elvégezni egészséges és kóros sejteken is a kérdéses terápiás ágens sok, különböző dózisával. Minimális dózist választanak a vizsgálatok kezdetén, és ezt dózist ezután logaritmikusan növelik úgy, hogy a következő dózis mindig a tízszerese az előző teszt dózisának.

Így növelik a koncentrációt addig, amíg akkora dózist érnek el, ami meghaladja azt, ami az emberi szervezetben lehetséges. Minden tartálynál feljegyzik az elpusztított sejtek arányát, az egészséges sejtekét és a kóros sejtekét egyaránt. Mindkét sejttípusnál feljegyzik azt a dózist, amely mellett a sejtek 50%-a elpusztul.

Ezután kiszámítják az ilyen szintű dózisok arányát, és ezt használják a kezelés szelektivitásának mérőszámául. Az 1-es szelektivitás lényegében azt jelenti, hogy a terápiás ágens ugyanolyan mérgező az egészséges szövetre, mint a kóros szövetre. Minél magasabb a szelektivitás szám, annál szelektívebben célozza a kezelés a kóros sejteket.

Gyakorlati nézőpontból meg kell vizsgálni az emberi testben lévő egészséges szövet mennyiségét, összehasonlítva a kóros szövet mennyiségével. Amikor egy 1-es szelektivitású ágenst juttatunk az emberi testbe, az ugyanolyan hatékonysággal fogja elpusztítani az egészséges szövetet, mint a kóros szövetet, de sokkal több elpusztítandó egészséges szövettel fog találkozni, mint kóros szövettel. Ebből kifolyólag sokkal több egészséges szövetet fog elpusztítani. Ezért olyan fontos az ágens szelektivitása.

A szalvesztrolok széles körén végeztek szelektivitás-vizsgálatot, és az eredmények kiemelkedően jók. A szalvesztrol kutatás két szalvesztrollal kezdődött: az S40-nel és az S31G-vel. A fő különbség ezek között a szalvesztrolok között az, hogy az S31G lipofil, azaz nagyon könnyen tud terjedni a szövetek között. Át tud jutni a vér-agy gáton, és el tud jutni olyan szövetekhez, amiket a nem lipofil vegyületek nehezebben érhetnének el. Az S31G továbbá nagyon kevés növényben található meg, ezek közé tartozik néhány mandarin-, olajbogyó- és spárgafajta. A szalvesztrolok egy újonnan felfedezett alosztályát, az 5-ös sorozatot is tesztelték a közelmúltban.

Az alábbi táblázat rávilágít a klasszikus kemoterápia szelektivitására, és összehasonlítja azt különböző szalvesztrolok szelektivitásával, beleértve az eredeti kettőt és néhányat az újonnan felfedezett 5-ös sorozatból.

Vegyület:	Besorolás:	Szelektivitás pontszám:
Metotrexát	kemoterápia	= 1
S40	szalvesztrol	= 10
S31G	szalvesztrol	= 22
S52	szalvesztrol	= 32
S54	szalvesztrol	= 1.250
Stilserene	szintetikus szalvesztrol	= 4.304
S55	szalvesztrol	= 23.000

A szalvesztrolok szelektivitása komoly fejlődést jelent a klasszikus kemoterápiához képest. A szalvesztrolok 5-ös sorozatának szelektivitás értékei meghaladják azt, amit a Potter professzor által eredetileg kifejlesztett Stilserene gyógyszerrel értek el. A természetnek sok ideje volt ezt jól megcsinálni!

A szalvesztroloknál látott szelektivitás abból a tényből következik, hogy a CYP1B1 enzimre vannak célozva. Természetes előgyógyszerekként viselkednek, és a rákellenes küzdelmük a rákos sejteken belülre korlátozódik. Az egészséges szövet sértetlen marad. Ez óriási előrelépés a hagyományos rákterápiákhoz képest, és a szalvesztrolok megkülönböztető tulajdonsága.

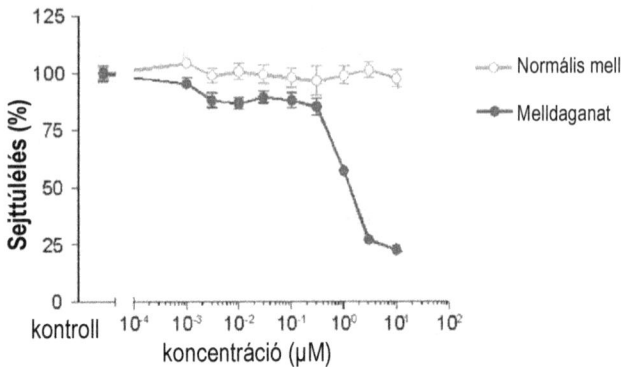

2. ábra: Szalvesztrol bioaktiváció (az ábrát Gerry Potter professzor szíves engedélyével tesszük közzé).

A 2. ábra a szalvesztrolok szelektivitását emeli ki. Az egészséges, normális emlő sejtjei nem tartalmaznak CYP1B1-et. Emiatt nem aktiválják a szalvesztrolokat, és teljesen sértetlenek maradnak, azaz egyetlen ilyen sejt sem pusztul el az ábrán látható szalvesztrol koncentrációk mellett. Ezzel szemben az emlőrákos sejtek tartalmaznak CYP1B1-et, és amint azt láthatjuk, a CYP1B1 aktiválja a szalvesztrolokat, és az emlőrákos sejtek elkezdenek pusztulni. Szemben azzal, amit a rezveratrolnál megfigyeltünk, ahogy ennek a szalvesztrolnak a dózisa növekszik, az elpusztuló rákos sejtek aránya is növekszik. Pontosan ilyennek kell lennie egy célzott kezelésnek.

A SZALVESZTROLOK SZEREPE A NÖVÉNYEKBEN

Ahhoz, hogy teljesen megértsük a szalvesztrolokat, szükséges, hogy megértsük a szerepüket azokban a növényekben, amelyek előállítják őket. A növények különböző kórokozók, elsősorban gombák támadásainak vannak kitéve. Ezek a támadások általában a gyümölcsérés késői szakaszában fordulnak elő. Ezek a kórokozók általában a gyümölcs héját és/vagy a növény gyökerét támadják meg. Ezekre a támadásokra válaszul a növények kialakítottak egy védekező mechanizmust, és ez a védekező mechanizmus szalvesztrolokból áll.

A növényekben a szalvesztrolok elsősorban „ha és amikor szükséges" alapon termelődnek. Amikor a növényt megtámadják, szalvesztrolok választódnak ki a fertőzés helyén: a gyümölcs héján vagy a növény gyökerében. Innen a szalvesztrol behatol a kórokozóba.

Ismert, hogy a gombák, akárcsak az emberek és más életformák, különböző citokróm P450 enzimeket hordoznak. A kórokozó pusztulását a szalvesztrol gombaellenes ágenssé való metabolizmusa okozza a gombán belül, egy, a gombában található citokróm P450 enzim által, amelynek hasonló metabolikus aktivitása van, mint a CYP1B1 enzimnek a rákos sejtben. A szalvesztrolok természetes gombaellenes ágensek.

Lehet, hogy a CYP1B1 egy adaptáció, ami lehetővé teszi, hogy kölcsönvegyük a növény védekező mechanizmusát, és saját védelmünk részévé tegyük. A növény létrehozza a szalvesztrolokat, amelyek bejutnak a behatolt kórokozóba, és előidézik annak halálát a gombában található CYP enzim általi metabolizmusukkal. Megesszük a szalvesztrolban gazdag növényeket, és ugyanazok a szalvesztrolok bejutnak a rákos sejtjeinkbe, és előidézik azok halálát a CYP1B1 általi metabolizmusukkal. Ezen felül a szalvesztrolok be fognak jutni bármilyen gombába, amivel az emberi testben találkoznak, és természetes gombaellenes ágensként fognak viselkedni ugyanúgy, ahogy a növényben is teszik, ahonnan kinyertük őket. Ezekben a helyzetekben, úgy tűnik, hogy ami jó a növénynek, az jó a kertésznek is.

Ahogy korábban említettük, sok különböző szalvesztrol van. Amire nemrég derült fény, az az a tény, hogy különböző kórokozók különböző szalvesztrolok termelését idézhetik elő. Ez a hatás egyazon növényben is végbemehet, ha többféle kórokozó támadásával kell szembenéznie. *(Daniels, A., 2006)* Ez az eredmény megnyitja a nagyszerű lehetőségét annak, hogy stimuláljuk a növényeket szalvesztrolok termelésére általában, és bizonyos szalvesztrolok vagy szalvesztrolok bizonyos kombinációinak termelésére esetenként azzal, hogy célzottan juttatunk beléjük kórokozókat.

KAPCSOLAT A RÁK ÉS AZ ÉTREND KÖZÖTT

Mindannyian hallottunk már olyan kijelentéseket, melyek azt állítják, hogy kapcsolat van az étrend és a rák között. Az Egészségügyi Világszervezet világszerte kampányt kezdett a gyümölcs- és zöldségfogyasztás növelésére azzal a céllal, hogy megállítsa a kór terjedését. Ezt követve több kormányzati egészségügyi szervezet saját kampányba kezdett. (A II. függelékben találhatók példák ezekre a kampányokra.)

Bár a gyümölcs- és zöldségfogyasztás növelését célzó kampány ösztönösen értelmesnek tűnik és járványtani munkák is alátámasztják, a kampányok szervezőinek mégsem sikerül elmagyarázniuk, hogy ezek az étrendbeli változások miként segíthetnek rajtunk. Ilyen magyarázat hiányában fennáll a veszélye annak, hogy ezeket a kampányokat nem veszik komolyan, vagy akár teljesen figyelmen kívül hagyják.

A SZALVESZTROL ELMÉLET: EGY MEGMAGYARÁZOTT MECHANIZMUS

Potter és Burke professzorok munkája az étrend és a rák kapcsolatának első molekuláris szintű mechanizmusának magyarázatában kapcsolódott össze. Olyan mechanizmusében, amely megmagyarázza, hogyan tudja a gyümölcs- és zöldségfogyasztás megelőzni és gyógyítani a rákot. Ez a mechanizmus szalvesztrol elmélet néven vált ismertté.

Három eleme van a szalvesztrol elméletnek. Ezek a szalvesztrolok, a CYP1B1 enzim és a metabolitok, amelyek a szalvesztrolok CYP1B1 általi metabolizációjával jönnek létre.

Ezt az elméletet az alábbiak szerint lehet ábrázolni:

Gyümölcsben és zöldségekben található fitonutriensek	+	Rákos sejtekre jellemző enzim	=	Apoptózis – sejthalál
Szalvesztrolok	+	CYP1B1	=	Rákellenes ágens

Gyakran számolnak be arról, hogy folyamatosan képződnek rákos sejtek az emberi testben. Olyasvalakinél, akinek az étrendje organikus gyümölcsökben és zöldségekben gazdag, az alábbi forgatókönyv várható:

A szalvesztrolokat gyümölcs- és zöldségfogyasztással viszszük be, és azok bejutnak a sejtjeinkbe. A szalvesztrolok következmények nélkül jutnak át az egészséges szöveten. Ha bejutnak egy rákos sejtbe, találkoznak a CYP1B1 enzimmel. A CYP1B1 metabolizálja a szalvesztrolt, rákellenes ágenssé alakítva azt a rákos sejten belül. Ez a rákellenes ágens, a metabolit, ezután folyamatok sorozatát indítja be, melynek eredménye a rákos sejt halála – apoptózis vagy programozott sejthalál. Az egészséges sejtek egészségesek maradnak és a rákos sejtek elpusztulnak.

Ugyanez a mechanizmus működik függetlenül attól, hogy a sejt rákmegelőző állapotban van, az elsődleges tumor része vagy ennek az elsődleges tumornak az áttételéhez tartozik. A szalvesztrol mechanizmus tehát éppolyan fontos a megelőzéshez, mint a kifejlett rák kezeléséhez.

Ebből a nézőpontból azt várnánk, hogy megfelelő szintű szalvesztrol bevitele után ez a mechanizmus a keletkezésükkor elbánik a létrejövő rákos sejtekkel. Fordítva, ha a szalvesztrol bevitel szintje csökken, az életben hagyott rákos sejtek száma várhatóan növekszik.

A központi üzenete ennek a mechanizmusnak az, hogy az étrend megváltoztatásának hatalmas és hoszszútávú hatása lehet az egészségünk javulására. Nagy mennyiségű organikus gyümölcs és zöldség felvétele az étrendünkbe jelentős lépés a jó egészség felé.

EGY ÉRDEKES KÖVETKEZTETÉS

A tumorok rákos sejtek és egészséges sejtek keverékei. Ha mikroszkóppal megnézünk egy szövetmintát, amit megfestettünk a CYP1B1 enzim megfigyelésére, akkor nem egyszerűen fekete vagy barna tömeget látunk. A feketére vagy barnára festett sejtek (a rákos sejtek) összekeverednek lilára festett sejtekkel (az egészséges sejtek).

A szalvesztrol elmélet egy nagyon célzott mechanizmust körvonalaz. A szalvesztrolok csak akkor válnak halálossá a sejt számára, ha metabolizálja őket a CYP1B1 enzim. Így csak a rákos sejtek számára halálosak. Ilyen magasan célzott kezelés használatából az a következtetés vonható le, hogy idővel a szalvesztrolok szelektíven elpusztítják a rákos sejteket a tumoron belül, és sértetlenül hagyják az egészséges sejteket. Az eredmény az lehet, hogy egészséges sejtek jóindulatú tömege marad hátra. Ilyen jóindulatú csomó külső érintésre nyugtalanító maradhat, mivel továbbra is megmarad a daganat. Hogy enyhítsék az aggodalmat az ilyen daganat miatt, szükséges lehet egy biopszia, hogy megbizonyosodjanak arról, hogy a rákot kiirtották, és a megmaradt daganat valójában egészséges szövet jóindulatú csoportja.

6.
MIÉRT ILYEN GYAKORI A RÁK?

Jelentős változásnak kell bekövetkeznie abban, ahogy hozzáállunk az ételhez, ahogy termesztjük az ételt és ahogy az étrendünkre tekintünk.

❖ANTHONY DANIELS

E mellett az arra szolgáló elegáns mechanizmus mellett, hogy megszabadítsuk a testet a rákos sejtektől, felmerülhet a kérdés, hogy „miért ilyen gyakori a rák", és „miért olyan rosszak a kilátásai azoknak, akik ebben a betegségben szenvednek?" A szalvesztrol mechanizmus (szalvesztrol + CYP1B1 = rákellenes metabolit) perspektívájából négy fontos tényező lehet, ami eszünkbe juthat.

Az első és legfontosabb a nagyon komoly csökkenés az étrendünkben lévő szalvesztrolok szintjében. Az Egészségügyi Világszervezet jelentéseiből tudjuk, hogy az összes rákos eset több mint fele a fejlett világban fordul elő, és nem a fejlődő világban. Az étrend valószínűleg jelentős szerepet játszik itt.

A második, önmagában is jelentős tényező a CYP1B1 enzim gátlóinak való kitettség. Ha a CYP1B1 enzim gátolva van, nem tudja ellátni a szerepét, a szalvesztrolok metabolizálását.

Harmadjára, és az első két tényezőnél jóval kisebb mértékben, valószínűleg a CYP1B1 polimorfizmusainak is van szerepük.

Végül a CYP1B1 szint, ami megjelenik az egyének rákos sejtjeiben, kapcsolatban áll a szalvesztrol mechanizmus hatékonyságával.

A SZALVESZTROLOK KIMERÜLÉSE

Amikor Potter professzor és kutatócsoportja nekilátott szalvesztrolok keresésének, több ezer gyümölcs, zöldség és gyógynövény mintát vizsgáltak meg. Ennek a vizsgálatnak a során felfedezték, hogy a szalvesztrolok nagyon kis mennyiségben, vagy gyakran egyáltalán nem voltak megtalálhatóak a helyi üzletekben található termékekben, míg a legtöbb organikus termék bőségesen tartalmazott szalvesztrolokat. Röviden, úgy találták, hogy a tipikus nyugati élelmiszer-kínálatunk kétségbeejtően hiányos szalvesztrolokban.

MODERN MEZŐGAZDASÁGI ELJÁRÁSOK

Ahhoz, hogy elkezdjük megérteni a szalvesztrolok csökkenését az étrendünkben, meg kell vizsgálnunk a modern mezőgazdasági eljárások hatását. Az 1700-as években a gépesítés elkezdte befolyásolni a mezőgazdaságot.

Bevezették a monokultúrát (egyetlen terményfajta termesztését nagy területen), hogy teljes mértékben kihasználják a gépesített aratás előnyeit. Olyan termények, amelyek azonos ütemben és azonos magasságúra nőnek, alkalmasabbak a gépesített aratáshoz.

Ennek a hatásfoknak ára volt. Ha egyetlen típust termesztenek nagy területen, az egész termény odaveszhet egy bizonyos rovarfertőzés, gombafertőzés vagy gyomnövény elszaporodása miatt. Az összes növény ugyanannak van kitéve. A terménypusztulás elleni küzdelem jegyében gyomirtószereket, növényvédőszereket és gombaölőszereket vetettek be, hogy kordában tartsák ezeket a különböző fertőzéseket. Az eredmény egyforma, tökéletesen kinéző termék lett, amit piacra lehetett vinni.

Ez a tökéletesen kinéző termék azonban súlyosan hiányos volt szalvesztrolokban. A szalvesztrolok részei a növények kórokozók elleni védelmének. Ezért, ha a növény nincs kitéve kórokozóknak, mert mezőgazdasági vegyszereket használnak, hogy a terményt mesterségesen kórokozó-mentesen tartsák, a növények nem kapnak jelzést szalvesztrolok termelésére. *(Magee, JB et al., 2002)* Ennek következtében nem lesznek szalvesztrolok az ételünkben sem.

Organikus termékekkel lehet elkerülni ezt a problémát. Az organikusan termesztett termények szalvesztrolok sokkal magasabb szintjeit tartalmazzák, továbbá mentesek növényvédő-, gombaölő- és gyomirtómaradványoktól. Kutatások rámutattak, hogy organikus termékekben a szalvesztrolok szintje akár 30-szor olyan magas is lehet, mint a modern mezőgazdasági eljárásokkal termesztett termékekben. *(Burke, MD, 2006)* A lehető legtöbb organikus termék felvétele az étrendünkbe segít abban, hogy több hasznunk származzon a szalvesztrolokból. A teljes étel felhasználása szintén segít a szalvesztrolok szintjének növelésében, mert azok leginkább a gyümölcs vagy zöldség héjában vagy a gyökerében fordulnak elő. „Smoothie-k" (vízzel készített gyümölcsturmix – a ford.) felvétele az étrendünkbe könnyű módja az egész növény felhasználásának.

A TERMÉS ÉRÉSÉNEK SZAKASZA

Tökéletesen kinéző ételeink, amik a boltokban kaphatók, már nem kizárólag helyi termékek. Gyümölcseink és zöldségeink sok különböző földrészről származhatnak, így biztosítva, hogy minden kapható legyen egész évben, amit csak kívánunk.

A szalvesztrolok általában az érési szakasz végén termelődnek, mert ekkor a legsérülékenyebb a növény a támadásokkal szemben. A termést jellemzően jóval az érés előtt leszedik, hogy akkorra legyen kész, amikor eljut a távoli üzletekbe. Ez megint csak nem hagy lehetőséget a növénynek arra, hogy szalvesztrolokat termeljen. Ha helyben termesztett organikus termékeket vásárolunk vagy saját gyümölcsös és zöldséges kerttel rendelkezünk, az kitűnő mód annak biztosítására, hogy a termésnek lehetősége legyen a növény szárán megérni.

TÖRTÉNELMI ÉS ÚJABB NÖVÉNYFAJTÁK

További akadály adódik a szalvesztrolok számára az élelmiszer kínálatunkban új gyümölcs- és zöldségfajták bevezetése miatt. Az emberek hozzászoktak az édes ételekhez. Ezt alátámaszthatjuk, ha egy pillantást vetünk a közértben kapható termékek összetevőire – sok-sok termék tartalmaz hozzáadott cukrot. Ennek a vásárlói igénynek a kielégítésére a termelők új gyümölcs- és zöldségtípusokat fejlesztettek ki, amelyek édesebb ízűek. A szalvesztrolok gyakran savas és keserű ízűek. Ha egy új fajta termesztésekor az édesség mellett döntünk, az gyakran azt jelenti, hogy a szalvesztrol termelés ellen döntünk. Emiatt sok ilyen új fajta nem termel szalvesztrolokat, vagy csak parányi mennyiségben termeli őket. Az édes ízt a szalvesztrolok kárára érték el. Mivel ezekből a fajtákból hiányoznak a szalvesztrolok, szükségessé válik, hogy mesterséges gombaölőkkel védjék meg őket, ami tovább súlyosbítja a helyzetet.

Egy közelmúltbeli tanulmány, ami az egészségjavító fitonutrienseket vizsgálta hagyományosan és organikusan termesztett almákon, beleértve egy ősi fajtát, sok mindenre rámutat a leírtakból. A tanulmány megmutatja, hogy az organikusan termesztett almák sokkal több egészségjavító fitonutrienst tartalmaznak, mint a hagyományosan termesztett almák. A tanulmány ezen kívül rámutat, hogy az alma héja többet tartalmaz, mint a húsa. Ami azonban a legfontosabb, hogy a tanulmány megmutatja, hogy az ősi almafajta sokkal több és magasabb szintű egészségjavító fitonutrienst tartalmaz, a héj és a hús egyaránt, mint bármelyik másik almafajta. *(Li, N., 2009)* Az újabb fajták valószínűleg nem biztosítják azt a tápértéket, ami ősapáinknak kijutott. Ha lehetséges, meg kell próbálni felvenni az étrendünkbe a régebbi fajtákat.

ÉLELMISZER FELDOLGOZÁS

Az élelmiszer feldolgozás szintén a szalvesztrolok eltűnéséhez vezethet az ételünkből. A vörös áfonya például jó szalvesztrol forrás, ha azonban az áfonyaleveket megvizsgáljuk, azok gyakran nem tartalmaznak szalvesztrolokat. Ennek az az oka, hogy a gyümölcslevek speciális szűrőkön mennek keresztül, amik kiszűrik a savas és keserű ízű összetevőket, hogy a késztermék édesebb legyen, és ne kelljen cukrot hozzáadni. Mivel a szalvesztrolok gyakran savas ízűek, kiszűrik őket sok más összetevővel együtt. Az eredmény tiszta, „100%-os gyümölcslé", csökkentett tápértékkel. A szűretlen, organikus gyümölcslé jobb választás szalvesztrol tartalom szempontjából.

Az élelmiszer feldolgozáshoz kapcsolódó hatás jelenik meg az olívaolaj termelésében. Az olajbogyó jó szalvesztrol forrás. Ahogy arra emlékezhetünk, a szalvesztrolok a gyümölcs héjában választódnak ki, mert ez a kórokozók támadásának helye. Hagyományosan az olívaolajat malomkővel őrölve készítették. A kövek nem csak összepréselték az olajbogyót, hanem felaprították a héját és a húsát is, bejuttatva ezzel az olajba olyan anyagok sorát, amik a sejtekbe voltak zárva. A keletkező olaj zavaros volt, és lerakódás képződött az edény alján. Hagyományosan az olajbogyót növényvédők, gombaölők és gyomirtók nélkül termesztették. Az eredmény szalvesztrolokban gazdag olaj volt.

Az olívaolaj modern termelése hideg préseléssel és szűréssel történik. A hideg préselés érintetlenül hagyja a héjat, így nagyon kevés szalvesztrolt juttat az olajba. Ami bejut az olajba, azt kiszűrik, hogy a fogyasztóhoz olyan tökéletesen tiszta olaj jusson, amilyenhez hozzászokott. Ismét a tápérték szenved hátrányt. Még mindig vannak termelők, akik a hagyományos módon készítik az olívaolajat. Keressen olyan olívaolaj termelőket, akik organikusan termesztett olajbogyót használnak, amit kővel őrölnek és nem szűrnek. Ezek elég drágák lehetnek, de van elfogadható árú kínálat is.

Ugyanez a helyzet tükröződik a boriparban is. Ahogy azt egy korábbi fejezetből megtudtuk, a szőlő héjában rezveratrol található. A rezveratrol megtalálható a francia borokban, különösen a pinot noir-ban, de nem található meg ugyanilyen mértékben az Újvilág boraiban. A különbségnek két oka van. Először is, a franciák inkább termesztik növényvédők, gombaölők stb. nélkül a szőlőjüket. Másodszor, ők összepréselik a szőlőt, és a préselt szőlőből erjesztik a bort. Ahogy az erjedéssel alkohol keletkezik, a rezveratrol kiválik a szőlő héjából, és bejut a folyadékba. Az Újvilág bortermelésekor a szőlőt összepréselik, és a keletkező folyadékot erjesztik. A héjtól és a péptől az erjesztés előtt megszabadulnak. Ez a folyamat nem teszi lehetővé, hogy az alkohol felszabadítsa a rezveratrolt a szőlő héjából, mivel a szőlő héja már nincs ott, amikor az alkohol keletkezik.

SUMMERHILL PYRAMID BORÁSZAT – AZ ÚJVILÁG KIVÉTELE

Megvizsgálták a kanadai Brit Columbiában lévő kelownai Summerhill Pyramid Borászatból (Summerhill Pyramid Winery, www.summerhill.bc.ca) beszerzett szőlőtörköly polifenol tartalmát. A Summerhill, Steve Cipes vezetése alatt, organikus borászat. Törkölymintákat vettek különböző fehérborokból, vörösborokból valamint vörös és fehér jégborokból. A törköly a borkészítés folyamata során hátramaradó pépes anyag. Polifenolok széles körére végeztek vizsgálatokat. Az eredmények azt mutatták, hogy magas teljes polifenol tartalom volt kimutatható a fehér- és a vörösborfajtáknál egyaránt, és a vörösborfajták sokkal magasabb polifenol tartalmúak voltak, mint a fehérborfajták. A jégboroknak, a fehérnek és a vörösnek egyaránt, sokkal magasabb polifenol tartalmuk volt, mint bármelyik korábban szüretelt bor törkölyének. A vörös jégbor sokkal magasabb polifenol tartalmú volt, mint a fehér jégbor. Összefoglalva, az eredményeket az alábbiak szerint lehet ábrázolni:

Bortörköly minták teljes polifenol tartalma
vörös jégbor > fehér jégbor > vörösbor > fehérbor

Ezek az eredmények rámutatnak az organikus termelés előnyeire. A polifenol szintek és szalvesztrol szintek (a szalvesztrolok a növényi polifenol vegyületek egy alcsoportja) akkor lesznek magasak, ha a növényeket organikusan termesztik. Ezek az eredmények például szolgálnak a késői éréskori betakarítás előnyeire, ahogy az a jégboroknál látszik, amelyeket a szezon legvégén szüretelnek. Ezeknek a későn szüretelt szőlőknek van a legmagasabb polifenol tartalmuk. Végül, ezek az eredmények arra utalnak, hogy az Újvilágban termelt borok nagyon magas polifenol tartalmúak, és így szalvesztrol tartalmúak lehetnek, ha a termesztés organikus és a készítési eljárás része a préselt szőlő erjesztése. *(Pruh'homme, A.,* 2009) Ahogy Steve Cipes a Summerhill Borászattól megfogalmazza, *„Ez a kutatás megmutatja, hogy a hagyományos eljárások és organikus szőlő használatával olyan bor készíthető, ami jobb az egészségünknek, miközben jó a környezetnek is. Megmutatja, hogy nem kell vegyszereket használni ahhoz, hogy nagyszerű borokat készítsünk. Ezt ösztönösen mindig is tudtam, de nagyszerű, hogy a tudomány is alátámasztja!"*

A modern mezőgazdasági eljárások, a hosszú szállítási idők, az új fajták bevezetése és az élelmiszer feldolgozás kombinációja olyan élelmiszer kínálatot eredményez, amely súlyosan hiányos szalvesztrolokban. Ha a szalvesztrolok hiányoznak az étrendünkből, a CYP1B1 enzim nem tud megvédeni minket a ráktól. Tanulhatnánk a Summerhill Pyramid Borászat által mutatott példából.

CYP1B1 GÁTLÁS

A CYP1B1 enzim a szalvesztrolokon kívül sok más anyaggal reakcióba léphet. A CYP1B1 enzim életciklusa kb. három nap. Azaz a CYP1B1 enzim minden molekulája helyébe nagyjából három naponként egy új lép. Néhány anyag, amivel a CYP1B1 találkozhat, ennek az enzimnek a gátlója. Ha ilyen gátló anyag hozzákötődik a CYP1B1-hez, az enzimet sajnos meggátolja abban, hogy metabolizálja és aktiválja a szalvesztrolokat. Tehát bárkinél, akinek CYP1B1 gátló van a testében, a gátlók és a szalvesztrolok versengeni fognak a CYP1B1 enzimért. A verseny, legalább részben, a gátlók és a szalvesztrolok szervezetben lévő relatív szintjén, valamint a CYP1B1-hez való affinitásukon fog eldőlni. Elégedjünk meg annyival, hogy akinek CYP1B1 gátlók vannak a testében, az nem fogja élvezni a teljes előnyét annak, amit a szalvesztrolok nyújtani tudnának. Néhány gátló által kifejtett gátlás az enzim teljes életciklusa alatt hatni fog. Fontos, hogy akik a szalvesztrolok nyújtotta előnyöket akarják élvezni, azok csökkentsék, vagy lehetőleg teljesen szüntessék meg a CYP1B1 gátlóknak való kitettségüket, hogy a legtöbb esélyt adják a szalvesztroloknak az aktiválódásra, és ezáltal a rákos sejtek halálának bekövetkezésére. A CYP1B1 erőteljes gátlói közé tartozik a szénmonoxid (pl. a dohányfüstben), a B17-vitamin (pl. a sárgabarack és a keserű mandula magjában – amigdalin vagy laetril néven is ismert) és bizonyos agrokémiai gombaölőszerek.

Az agrokémiai gombaölők kétszeresen problematikusak. Amikor a terményeken használják, gyengítik a növény szalvesztrol termelését. A növények csak akkor fognak bőséggel termelni szalvesztrolokat, ha kórokozók támadása alatt állnak. Az emberi testben ugyanezek a gombaölők gátolják a CYP1B1-et, és így nem tudjuk teljes hasznát venni a szervezetünkben lévő szalvesztroloknak. Ez egyértelműen nem ideális forgatókönyv.

Agrokémiai gombaölőket használnak természetesen a mezőgazdaságban, de máshol is használják őket, ami nehézzé teszi az elkerülésüket. Gombaölőket használhatnak golfpályákon, közparkok területén, új kárpitokon, korpa elleni samponokban, szobafestékekben, és hozzáadhatják tisztítószerekhez, amiket fűtéscsövek tisztításához használnak.

CYP1B1 POLIMORFIZMUSOK

A szalvesztrolokat a CYP1B1 enzim metabolizálja. A metabolit folyamatok sorozatát indítja be a rákos sejteken belül, amik azok halálát idézik elő. A CYP1B1 túlnyomórészt a standard vagy „vad" formájában létezik. A CYP1B1-nek azonban négy fő típusa van. *(Li, DN et al., 2000)* Némely népesség akár 50%-a a CYP1B1 enzim ezen négy típusának egyikét örökli (szüleitől) – ezt hívják genetikai polimorfizmusnak.

Ezekről a polimorfizmusokról kimutatták, hogy különbözik a szalvesztrol metabolizálási képességük. Kutatások arra utalnak, hogy a csökkenés mértéke ebben a tevékenységben nem valószínű, hogy túl nagy lenne. (A polimorfizmusok részletes tárgyalását lásd Dan Burke professzor cikkében a Health Action Magazine 2006 téli számában – *Burke, D., 2006*)

Fontos hangsúlyozni, hogy bár a glaukóma (zöldhályog) egy ritka, örökletes típusával (elsődleges kongenitális glaukóma) rendelkező emberek hajlamosak arra, hogy olyan CYP1B1 típusokkal rendelkezzenek, amik teljesen inaktívak, ez a kór szinte kizárólag Délkelet-Ázsiában (az Indiai szubkontinensen) fordul elő, és a Közel-Kelet egyes részein. A nyugati országokban hatalmas túlsúlyban lévő glaukóma típus nem jár CYP1B1 aktivitás-vesztéssel. Az elsődleges kongenitális glaukóma nagyjából 10.000-ből 1 embert érint.

A CYP1B1 TARTALOM SZINTJEI

A CYP1B1 szintje a rákos sejtekben rákonként és emberenként változik. Nagyobb érdeklődésre az ember és ember közötti változatosság tarthat számot. Amikor egy bizonyos rákban szenvedő egyének tumoros szövetmintáit összehasonlítják, különböző CYP1B1 szinteket figyelnek meg. Egyesek sejtjei bőségesen, míg mások sejtjei viszonylag kis mennyiségben tartalmaznak CYP1B1-et. A CYP1B1 szintje egyértelműen kapcsolatban áll azzal, hogy az egyén milyen jól reagál a szalvesztrolokra. Minél több CYP1B1 van, hogy metabolizálja a szalvesztrolokat, annál jobban fog az egyén reagálni. Emellett meg kell jegyezni, hogy a mért szintek közti különbségeket okozhatják a CYP1B1 szint észlelésére és mérésére használt laboratóriumi eljárások közti eltérések is.

A CYP1B1 különböző indukciós utakon keletkezhet, azaz olyan folyamatok során, amelyek CYP1B1 keletkezéséhez vezetnek. A különböző indukciós utak mögötti tudomány meghaladja e könyv kereteit. Azonban legyen elég annyit mondani, hogy azok az emberek, akiknek nagyon alacsony CYP1B1 szintjük, valamiféle fennakadást fognak tapasztalni egy vagy több ilyen indukciós úton. A CYP1B1 termelés növelésének egyik módja, ha biztosítjuk, hogy az ajánlott napi bevitelnek (RDA) megfelelő mennyiségű biotint (B7 vitamin, H-vitamin) tartalmazzon az étrendünk, mivel a biotinról kimutatták, hogy serkenti a CYP1B1 termelődést – minél több a CYP1B1, annál több a szalvesztrol metabolizmus.

7.
A TERMÉSZET
VÉDEKEZÉSE

Az ember ételtől függő teremtmény. Ha nem etetik,
meghal. Ha nem megfelelően etetik, egy része hal
meg.

❖ DR. EMANUEL CHERASKIN

Ha a sajtóban beszámolnak rákkutatók munkájáról, azt
gyakran rendkívül sok visszajelzés követi a közvélemény-
től. A szalvesztrolok felfedezése és a szalvesztrol elmélet
megalkotása rákban szenvedők folyamatos segítségké-
réseivel, barátaik és szeretteik általi segítségkereséssel a
háttérben zajlott. Ez alatt az idő alatt a kutatócsoport
tagjait, mint mindannyiunkat, felkeresték olyanok, akik-
nek szeretteiket vagy barátaikat rákkal diagnosztizálták.

Tekintve, hogy a szalvesztrol elmélet alapja az élelmi-
szer, az első válasz a nagyközönség számára egy étrend
ajánlás megalkotása volt: mutassuk meg nekik azokat az
organikusan termelt élelmiszereket, amelyeknek magas

a szalvesztrol tartalmuk! Potter professzor összeállította azt, ami Zöld és piros diéta néven vált ismertté, és aminek a másolatát szíves engedélyével a III. függelékben tesszük közzé.

A kutatócsoport meggyőződése lett, hogy a természet biztosított egy természetes, élelmiszer alapú előgyógyszert a szalvesztrolok képében. A CYP1B1 szolgált megmentő enzimként, ami rákellenes ágensekké metabolizálja a szalvesztrolokat, és megszabadítja a testet a rákos sejtektől ugyanúgy, mint a szintetikus gyógyszer, a Stilserene. A kutatócsoport folytatta olyan különböző gyógynövények és élelmiszerek vizsgálatát, amelyekre hagyományosan egészségjavító hatásúként tekintettek.

Ezeknek az erőfeszítéseknek során a csoport felfedezte, hogy az articsóka nagyon gazdag forrása nagyon hatásos szalvesztroloknak. Az articsókának nagyon nagy felülete van, ahol összegyűlhetnek a szalvesztrolok, mert sok-sok kicsi levélből áll. A szalvesztrolok az igen jelentős négy százalékát teszik ki a szárított articsóka súlyának. Figyelembe véve a kérdéses szalvesztrolok hatásosságát és bőségüket az articsókában, a kutatócsoport izgatott lett ettől a felfedezéstől.

Váratlanul egy szórólap érkezett Potter professzor otthoni postaládájába, ami egy helyi, leicesteri cég, a The Herbal Apothecary (Gyógynövény Gyógyszertár) termékeit reklámozta. Ami felkeltette Potter figyelmét, az egy articsóka kivonatot tartalmazó termék volt – potenciális szalvesztrol forrás! Ezért felhívta a The Herbal Apothecary-t, és megbeszélt egy találkozót a cégvezetővel, Anthony Daniels-szel.

ANTHONY DANIELS

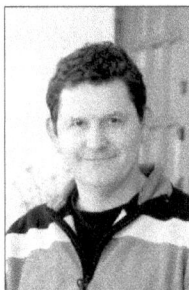

Anthony Daniels, aki végzettségét tekintve gépészmérnök, elismert tekintély a gyógynövény iparágban innovatív módszerei és újszerű termékek kifejlesztése miatt. Az elmúlt tizenöt évben bővítette szakértelmét a gyógynövények és növények hagyományos felhasználása terén. Igen elismert a gyógynövény- és növénykivonatok készítésének módszerei és technológiái területén meglévő szakértelméért.

Anthony úttörő munkát végzett egy egyedi környezeti-botanikus technológia megalkotásában olajhulladék veszélytelen biomasszává alakításához. Ezután egyedi botanikai technológiát fejlesztett ki, hogy kiváltsa a banántermesztéshez használt agrokemikáliákat ugyanolyan hatékony botanikus kivonatokkal.

A The Herbal Apothecary alapítójaként és igazgatójaként Anthony szerződések sorozatát kötötte világszerte az élelmiszeriparban, a gyógynövény-kereskedők közösségében és organikus termelők között. Ez a háttér óriási jelentőségűnek bizonyult Potter professzor munkájának elmélyítéséhez.

SZALVESZTROL UTÁNPÓTLÁS IRÁNTI IGÉNY

A szalvesztrol elmélet rámutat a bőséges mennyiségű organikusan termesztett gyümölcsöt és zöldséget tartalmazó étrend hatalmas előnyeire. Ilyen étrend mellett napi szalvesztrol bevitelhez jutunk, ami segít a szervezetnek megszabadulni a keletkező rákos sejtektől. Valószínűleg ez az étrend felelős a rák alacsonyabb előfordulási arányaiért azokban a társadalmakban, ahol még mindig javarészt hagyományosan termesztett gyümölcsökön és zöldségeken élnek. A rákos sejtek folyamatosan fejlődnek, és ilyen étrenddel a szalvesztrolok, a CYP1B1 megmentő enzimmel karöltve, lépést tudnak tartani ezzel a fejlődéssel, és segítenek megakadályozni a kifejlett rák kialakulását.

A fejlett világot érintő probléma némiképp más. A rák burjánzik társadalmainkban. A nyugati étrendből eredő szalvesztrol bevitel a legjobb esetben is véletlenszerű. Még azoknak is lehet csökkentett a szalvesztrol bevitelük, akik kizárólag organikus élelmiszerek fogyasztására váltottak, ha az általuk fogyasztott gyümölcs- és zöldségfajták közelmúltban kifejlesztett típusok, amiket az édesebb ízért dolgoztak ki. Ezen túlmenően ezeknek az embereknek csak szerény ismereteik vannak a szalvesztrolokról, és szinte semmilyen ismeretük nincs a gátlókról, amik akadályozhatják a megmentő enzim szalvesztrol metabolizáló képességét.

Röviden, a nyugati világ egyszerre küzd kifejlett rákok nagy csoportjával, valamint életstílusbeli és munkahelyi kockázati tényezők sorával, amelyek táplálják ezt a járványt. Egyszerű étrendváltozás talán nem elegendő azoknak, akik már veszélynek vannak kitéve, vagy már aktív kór ellen küzdenek.

SZALVESZTROL TARTALMÚ ÉTRENDKIEGÉSZÍTŐ KIFEJLESZTÉSE

A szalvesztrolok ételkínálatból való kimerüléséről folytatott megbeszéléseik során Potter professzor és Anthony Daniels egyetértettek abban, hogy szükség van egy étrendkiegészítőre, és megalapították a Nature's Defence (UK) Ltd-t (A Természet Védekezése) ennek kidolgozására és a tudomány mélyítésére. A Nature's Defence 2004. januárban alakult meg, olyan társasági szerződéssel, ami a szalvesztrol-kutatásba forgatta vissza a nyereséget.

Anthony Daniels vette át azt a feladatot, hogy megállapítsák, mely gyümölcsök és zöldségek a legjobb forrásai a szalvesztroloknak. Élelmiszerek ezreit nézték át. Ez különösen fáradságos feladatnak bizonyult. Több mint ötszáz mandarinfajta van, és ebből kevesebb mint öt olyan, ami hatásosan termel szalvesztrolokat! Mindazonáltal elkészült egy lista a lehetséges gyümölcsökről, amik biztosíthatják a szalvesztrol-ellátást.

Ez természetesen nyitva hagyta azt a kérdést, hogy mégis honnan lehetne nagy mennyiségű organikusan termesztett gyümölcsöt beszerezni, amiből megbízható szalvesztrol-kínálatot lehetne biztosítani – nem valószínű, hogy az Egyesült Királyságból olyan menynyiséget lehetne beszerezni, amely mellett fenn lehetne tartani az étrendkiegészítő gyártását. Anthony Daniels felhasználta a kapcsolatait a világ élelmiszeriparában, és így képes volt a keresést a legkecsegtetőbb irányokba összpontosítani.

Miután a bőséges gyümölcsforrásokat megtalálták, az utolsó legyőzendő akadály az volt, hogy miként vonják ki a szalvesztrolokat úgy, hogy biztosítani tudják, hogy minden kapszula olyan mennyiségű szalvesztrolt tartalmazzon, ami a kutatásaik alapján segítségére lehet a szalvesztrolt használni kívánó embereknek. Anthony felhasználta azt a tudást, amit a banántermesztésben szerzett az agrokemikáliák kiváltásával kapcsolatban, hogy kidolgozzon egy széndioxid (CO_2) alapú kivonási eljárást ahhoz, hogy elkülönítse a szalvesztrolokat a gyümölcsben található többezer fitonutriens közül. Miután ezeket az akadályokat legyőzték, a Nature's Defence olyan helyzetbe került, hogy eljuttathatta ezeket a felfedezéseket azokhoz, akiknek szükségük volt rájuk, hogy segítsék őket a kór elleni küzdelmükben.

A SZALVESZTROLOK HATÉKONYSÁGÁNAK MAXIMALIZÁLÁSA

A szalvesztrolok és a CYP1B1 megmentő enzim valóban jelentős felfedezések. Ha azonban valaki az egészségének javításához maximalizálni szeretné a szalvesztrolok hatékonyságát, van néhány tanácsos dolog.

ÉTREND

Az első ezek közül az étrend megváltoztatása. Ezek a felfedezések rámutatnak az organikusan termesztett élelmiszerek értékeire. A szalvesztrolok különös értékei mellett ezek a felfedezések emlékeztetnek minket arra, hogy még sokat kell tanulnunk az ételek különböző összetevőiről, amiket megeszünk – további hasznos vegyületeket fognak felfedezni ezekben az ételekben, ahogy a kutatás folytatódik. Nagy mennyiségű organikus gyümölcs, bogyó, zöldség és gyógynövény felvétele az étrendünkbe segít maximalizálni a szalvesztrolok hatásfokát, ellát minket további szalvesztrolokkal, és olyan étrend útján indít el minket, ami jótékony hatású lesz egész hátralévő életünkben.

Nem mindenki él olyan közösségben, amely jól el van látva organikus termékekkel. Organikus termékek felvétele az étrendünkbe, amennyire ez a helyi kínálat alapján lehetséges, nagy előrelépést jelent a táplálkozásban. A helyi kínálat kiegészítése a saját kertünkből kiváló mód az ételünk tápértékének biztosítására.

Ha maximalizáljuk az organikus termék-fogyasztásunkat a nem organikus termék-fogyasztásunkhoz képest, azzal drámaian csökkentjük az agrokemikáliáknak való kitettségünket. Miután sok agrokemikáliáról ismert, hogy gátolja az emberi enzimeket, köztük a CYP1B1-et, ez az étrendváltozás nagyon, nagyon megéri.

Ha nem tudunk organikus termékeket beszerezni, áztassuk a nem organikus termékeinket savasított vízbe (5-10%-os ecettel) kb. egy óráig. Ez segít kivonni a káros vegyszereket a termékből, ami nagyon hasznos, de nem segít növelni a nem organikus termék tápértékét.

TESTMOZGÁS

A második ezek közül a testmozgás. Mindennap végzett visszafogott testmozgás segít fenntartani a szervezet jó oxigénellátását. Ez különböző okokból előnyös, de a témánk keretein belül elegendő annyit mondani, hogy a jó oxigénellátás fontos a CYP1B1 megmentő enzim számára, hogy hatékonyan és hatásosan lássa el a feladatát.

Túlnyomásos oxigénterápia is használható annak biztosítására, hogy fenntartsuk a szervezet jó oxigénellátását, és a CYP1B1-nek meglegyen a hatékony működéshez szükséges oxigénmennyiség.

BIOTIN

Az étrendváltozás és a testmozgás mellett a biotin is hasznos lehet. A biotinról, vagy ahogy gyakran nevezik, a H-vitaminról kimutatták, hogy serkenti a CYP1B1 termelést, ezzel megnöveli a szintjét, ami növeli a szalvesztrol metabolizációt. A biotinról azt is kimutatták, hogy gátolja az NFkB-t, egy transzkripciós faktort, ami fontos a tumor túléléséhez. Ezt viszonylag kis mennyiségű biotin eléri.

A biotin nem-szelektív enzimgerjesztő. Ha valaki kemoterápiát kap, annak nem ajánlott a biotin, mert ez az enzimgerjesztés a kemoterápia hatékonyságának csökkenését eredményezné annak a biotin által gerjesztett enzimek általi metabolizmusa miatt.

Aki organikus gyümölcsökben, zöldségekben és teljes ételekben gazdag étrendre váltott, az bizonyára elegendő mennyiségű biotinhoz jut a táplálkozás során.

Az alábbi gyümölcsök és zöldségek biotinforrások:

alma	lóbab	málna
articsóka	karfiol	rebarbara
avokádó	fehérrépa	eper
banán	grapefruit	paradicsom
ribizli és feketeribizli	borsó	görögdinnye

(A lista inkább szemléltető, mintsem kimerítő.)

Ha biotin-kiegészítőt használunk, napi 1 mg (1000 µg) elegendő. Nincs haszna ennél többet fogyasztani naponta.

MAGNÉZIUM ÉS NIACIN (B3-VITAMIN)

További hasznot hozhat a niacin vagy nikotinamid és a magnézium. A niacin és a magnézium serkentik a szalvesztrol-aktiváló reakciót. Ezt az ajánlott napi bevitel (RDA) fogyasztásával lehet elérni. Kutatások arra utalnak, hogy a CYP1B1 aktivitása 50%-kal csökken, ha nincs jelen megfelelő szintű magnézium.

A szükséges niacin- vagy nikotinamid-szint eléréséhez jó ötlet, ha közepes erősségű B-komplex vitaminterméket fogyasztunk, mert ezzel elkerülhető az egyéb B-vitaminok egyensúlytalansága a szervezetben. Ezúttal is, ha valaki gyümölcsökben, zöldségekben és teljes ételekben gazdag étrendre váltott, az nagy valószínűséggel eléri ezt a táplálkozáson keresztül.

Az alábbi gyümölcsök és zöldségek magnéziumforrások:

articsóka	fehérrépa	bámia
avokádó	füge	borsó
banán	kelkáposzta	sütőtök
bab	fejessaláta	fodorkel
brokkoli	gomba	spenót

(A lista inkább szemléltető, mintsem kimerítő.)

Az alábbi gyümölcsök és zöldségek niacinforrások:

spárga	datolya	őszibarack
avokádó	füge	burgonya (héjával)
brokkoli	kelkáposzta	rebarbara
sárgarépa	fejessaláta	spenót
fehérrépa	mangó	édesburgonya
kukorica	gomba	paradicsom

(A lista inkább szemléltető, mintsem kimerítő.)

VAS

A CYP1B1, mint más CYP enzimek, vasat használ a magjában, hogy oxidáljon különböző vegyületeket, amik a szervezetbe kerülnek. Így képes a CYP1B1 metabolizálni a szalvesztrolokat metabolitokká, amik előidézik a sejthalált a kóros sejtnél. A rákban szenvedők gyakran vérszegények, és ez az állapot sokszor akadályozza a megmentő enzimek, mint a CYP1B1 biogenezisét. Emiatt fontos, hogy elérjük a vas ajánlott napi bevitelét (RDA), akár az étrendünk, akár kiegészítők által. Akik vérszegények, egyeztessék a vasszükségletüket az orvosukkal.

Az étrendünkben két formában található vas: vas és hem-vas. A hem-vas könnyen felszívódik ott, ahol a vas nem. A hem-vas forrásai a hús, a baromfi, a hal és a kagylók, rákfélék. A vas forrásai gyümölcsök, zöldségek, gyógynövények és magok. Ha vegetáriánus forrásokból szerezzük be a vasat, fontos, hogy C-vitamint is tartalmazzon a táplálékunk ugyanazon étkezés során, hogy segítsük a vas felszívódását. A növények kevésbé hatékony vasforrások, mint az állati ételek.

Az alábbiak hem-vas források:

marhahús	laposhal	tonhal
csirkemáj	osztriga	pulykahús
kagyló	sertéshús	
rák	garnélarák	

(A lista inkább szemléltető, mintsem kimerítő.)

Az alábbi gyümölcsök, zöldségek és gyógynövények vasforrások:

sárgabarack	szőlő	sütőtök
articsóka	paprika	rozmaring
feketeribizli	őszibarack	spenót
káposzta	borsó	kakukkfű
fahéj	szilva	vízitorma
füge	burgonya	

(A lista inkább szemléltető, mintsem kimerítő.)

C-VITAMIN

Az étrendünknek C-vitamin forrásokat is kell tartalmaznia, hogy segítsük a növényi eredetű vas felszívódását. A C-vitamin serkenti az immunrendszert is, hogy segítse a szervezetet megszabadulni az apoptózis során keletkező sejthulladéktól. A C-vitamin további haszna abból ered, hogy áldozati antioxidánsként viselkedik, hogy megakadályozza a szalvesztrolok lebomlását a szervezetben. Ortomolekuláris szakorvosok sok-sok éve használják a C-vitamint kezelési eljárásuk részeként. *(Fuller, F., 2011)*

Az alábbi gyümölcsök, zöldségek és gyógynövények C-vitamin források:

feketeribizli	málnaszeder	ribizli
brokkoli	narancs	csipkebogyó
kelbimbó	papaja	eper
guajáva	petrezselyem	goji bogyó
kivi	szilva	
citrom	piros paprika	

(A lista inkább szemléltető, mintsem kimerítő.)

Ha C-vitamin kiegészítőket használunk, háromszor 1 gramm naponta elegendő. Konzultáljon orvossal, ha többet akar fogyasztani. Kofaktor összefoglaló:

KOFAKTOR:	NAPI DÓZIS:
Biotin	1 mg
Magnézium	RDA
Niacin (B3-vitamin)	RDA
Vas	RDA
C-vitamin	1-3 g

Néhány nagyon jó étel

Van néhány olyan élelmiszer, amely nem csak szalvesztrolokat biztosít, hanem tartalmaz különböző fontos kofaktort is: biotint, magnéziumot, niacint, vasat és C-vitamint.

Olyan élelmiszerek fogyasztása, amelyek szalvesztro-
lokat és kofaktorokat egyaránt tartalmaznak, segít kiak-
názni a szalvesztrolok minden hasznát. Természetesen ez
akkor fog a legelőnyösebben működni, ha ezek az élel-
miszerek organikus forrásból származnak. Ilyen élelmi-
szerekre sorolunk fel példákat mindhárom alábbi kate-
góriában: gyümölcsök, gyógynövények és zöldségek.

Szalvesztrolban gazdag gyümölcs:	Jelen lévő kofaktorok:				
feketeribizli:	biotin			vas	C-vitamin
füge:		magnézium	niacin	vas	
málna:	biotin	magnézium			C-vitamin

Szalvesztrolban gazdag gyógynövény:	Jelen lévő kofaktorok:			
bazsalikom:	magnézium	niacin	vas	C-vitamin
menta:	magnézium	niacin	vas	C-vitamin
petrezselyem:	magnézium	niacin	vas	C-vitamin

Szalvesztrolban gazdag zöldség:	Jelen lévő kofaktorok:				
avokádó:	biotin	magnézium	niacin	vas	C-vitamin
fehérrépa:	biotin	magnézium	niacin	vas	C-vitamin
zöldborsó:	biotin	magnézium	niacin	vas	C-vitamin
zöldbab:	biotin	magnézium	niacin	vas	C-vitamin

Miután végignéztük ezt a három listát a különösen hasznos élelmiszerekről, azon tűnődhetünk, hogyan tudnánk kényelmesen hasznot húzni belőlük. Itt egy javaslat: csináljunk belőlük tekercset (wrap).

Aprítsunk fel avokádót, fehérrépát, zöldborsót, zöldbabot, friss bazsalikomot és friss petrezselymet.

Keverjünk össze két evőkanál organikus, kővel őrölt olíva olajat, préselt málnát, préselt feketeribizlit és feketeborsot salátaöntetnek.

Keverjük össze az öntetet a felaprított zöldségekkel és fűszerekkel. Tegyük bele a tekercsbe. Tekerjük fel, és tálaljuk!

Feltéve, hogy organikus alapanyagokat használtunk, ez a tekercs tartalmaz szalvesztrolokat, biotint, magnéziumot, niacint, vasat és C-vitamint egyaránt, egyetlen kényelmesen és könnyen elkészíthető ételben.

8.
A SZALVESZTROL ELMÉLET ÉLELMISZER-ALAPJA

A szalvesztrolok „a táplálkozástudomány legjelentősebb áttörései a vitaminok felfedezése óta."

❖ DAN BURKE, PH.D.

A szalvesztrol elmélettel kapcsolatban fontos megjegyezni, hogy ez egy élelmiszer alapú megmentő mechanizmus. Talán ez a legnagyszerűbb tulajdonságuk ezeknek a felfedezéseknek. Hajlamosak vagyunk elfeledkezni az ételünk értékéről, és úgy tekinteni rá, mint egyszerű üzemanyag, vagy kellemes kikapcsolódás, miközben családunk és barátaink társaságát élvezzük. A szalvesztrol elmélet segít észben tartani az ételünk fontosságát és a minőségi étel fontosságát is. Az étel az, ami fenntartja az életünket, és ahogy azt a szalvesztrol elmélet oly elegánsan megmutatja, az étel segíthet fenntartani vagy visszanyerni a jó egészséget.

A CYP1B1 metabolizálja a szalvesztrolokat, amik az ételünkben találhatók (gyümölcsök, zöldségek és gyógynövények), hogy előidézzék a kóros sejtek pusztulását. Ebben a tekintetben a szalvesztrol elmélet nincs rászorulva arra, hogy találjunk valamilyen különleges bogyót, gyümölcsöt, zöldséget vagy gyökeret egy távoli vidéken.

SZALVESZTROL FOGYASZTÁS A MÚLTBAN

Ez a megmentő mechanizmus először az emlősökben fejlődött ki körülbelül 150 millió évvel ezelőtt, és az egész bolygón elterjedt. Szalvesztrolban gazdag élelmiszerek minden földrészen őshonosak. Nem kell azon aggódnunk, hogy csak a Himalája lábainál vagy az Amazonas őserdeiben vagy Haida Gwai mérsékelt égövi esőerdeiben termő bogyók tartalmazzák ennek a szalvesztrol megmentő mechanizmusnak a hozzávalóit. Megtaláljuk a szalvesztrolokat a kertünkben, függetlenül attól, hogy hol élünk.

Ahogy arról már beszéltünk, a probléma az, hogy a szalvesztrolok kikerültek a modern étrendből. Kutatások arra utalnak, hogy a viktoriánus korig az étrend nagyjából napi 12 mg szalvesztrolt tartalmazott. Ezzel szemben a modern étrend mindössze napi 2 mg szalvesztrolt biztosít.

A SZALVESZTROL PONTRENDSZER

Annak érdekében, hogy ezt a kutatást gyakorlati útmutatásra fordítsák le a szükséges szalvesztrol-szint eléréséhez, a Nature's Defence kutatói kidolgoztak egy pontrendszert és receptgyűjteményt.

Ahogy korábban említettük, egy rákellenes ágens legkívánatosabb tulajdonsága a szelektivitás, azazhogy olyan ágens legyen, ami a rákos sejteket veszi célba, míg az egészséges szövetet sértetlenül hagyja. Minél szelektívebb a rákellenes ágens, annál hatékonyabb és hasznosabb. Minden szalvesztrol eltérő szelektivitású. Ez azt jelenti, hogy minden szalvesztrolból különböző mennyiségre van szükség, milligrammban kifejezve, ugyanannak a hatásnak az eléréséhez. Például 1 mg az S55-ből az S40 2.300 mg-jával lenne egyenértékű.

Az étrendünk sosem egyetlen tápanyagot tartalmaz – tápanyagok sokaságát adja, beleértve a szalvesztrolokat. Ez természetesen nagyon hasznos. Hozzájuthatunk mind a szükséges tápanyagokhoz, köztük a szalvesztrolokhoz, mind hasznos kofaktorokhoz és más tápanyagokhoz, amik támogatják a jó egészséget.

Emiatt milligrammokban mérni a szalvesztrol tartalmat, ahogy a gyógyszereknél szokás, nem helyes. A különböző szalvesztrolok eltérő szelektivitásának és minden, az ételben esetlegesen előforduló szalvesztrolnak a figyelembe vételére kidolgoztak egy pontrendszert, hogy egységesítsék a teljes szalvesztrol szint mérését.

A pontrendszer a viktoriánus étrenddel bevitt menynyiséget tekinti az ajánlott minimális napi bevitelnek. A viktoriánus étrend 12 mg szalvesztrol tartalma 100 szalvesztrol pontot kapott, és ez a 100 szalvesztrol pont jelöli a minimumot, amit napi szinten el kellene érni a jó egészség fenntartásához. A 2 mg szalvesztrol, ami a modern étrendben jellemzően megtalálható, 17 szalvesztrol pontot jelent a legjobb esetben. A jó egészségben élő egyéneknek naponta 350 szalvesztrol pontnyit kellene fogyasztaniuk jó egészségük fenntartásához. Akik előrehaladott kórral küzdenek, azoknak sokkal magasabb szintű szalvesztrolra lenne szükségük. Farmakokinetikai kutatások azt mutatják, hogy elfogyasztásuk után a szalvesztrolok egységes utat követnek azzal, hogy viszonylag gyorsan elérik a legmagasabb koncentrációt a vérben, aztán fokozatosan csökken, majd megszűnik a koncentráció. Ezen felül a kutatás azt is megmutatta, hogy a metabolikus tevékenység eredményesebb és hosszantartóbb lesz, ha a szalvesztrolokat nagy mennyiségben, egyszerre fogyasztjuk (pl. egy étkezés során), mintha egész nap kisebb mennyiségeket fogyasztanánk.

A szalvesztrol pontok napi adagjának egész napon át történő bevitele megegyezik a történelmi, étkezéssel való, tehát a mindennapi étkezések és nassolások alatti szalvesztrol bevitellel, és segít kiegyensúlyozottabb szalvesztrol szintet fenntartani a vérben egész napon át. Ezzel a szervezetnek az éjszaka marad arra, hogy megszabaduljon azoktól a sejtektől, amiket napközben elpusztított.

A „szalvesztrolban leggazdagabb receptek", amik több mint 8000 recept vizsgálatával készültek, körvonalazzák a szalvesztrol pontszámokat, amik az egyes receptek tipikus adagjával elérhetők. A receptkönyv nem-organikus gyümölcsök, zöldségek és gyógynövények használatát feltételezi, mivel ezek a leggyakoribbak. Egy adott recept szalvesztrol pontszáma megháromszorozódhat, ha a hozzávalók organikus forrásból származnak.

RECEPTEK: SZALVESZTROL PONTOK A GYAKORLATBAN

A pontrendszer működésének bemutatására vegyünk egy nagyon egyszerű receptet, ami kicsi vadrépából és friss mentából áll, egy vacsora főételének köreteként.

A répát megmostuk, de nem hámoztuk meg, enyhén megfőztük, vajjal és egy csepp mézzel tálaltuk, friss mentalevéllel díszítve. Egy tipikus adag legyen 3 répa fejenként. Egy ilyen adag az elfogyasztójának 5 szalvesztrol pontot biztosít. Ha a répát és a mentát organikus forrásból szereztük be, minden fogyasztó 15 szalvesztrol pontot kap erre az ételre.

Minden étkezés és nassolás szalvesztrolban gazdag összetevőinek kombinálásával elérhető a napi 100 szalvesztrol pont. Azonban lényegesen könnyebben elérhető a 100 szalvesztrol pont organikus étrenddel.

Ne aggódjon amiatt, ha 100-nál több szalvesztrol pontot fogyaszt naponta. A szalvesztrolok az ételkínálatunk részei, és a 100 szalvesztrol pont túllépése teljesen biztonságos.

100 szalvesztrol pont napi szintű eléréséhez szükséges lehet, hogy jelentősen növeljük a gyümölcs-, zöldség-, és gyógynövényfogyasztást. A répás receptből láthatjuk, hogy 60 nem-organikusan termesztett, ennek a receptnek megfelelően elkészített répát kellene megenni 100 szalvesztrol pont eléréséhez. Ez a pontszám elérhető lenne mindössze 20 organikusan termesztett répával ennek a receptnek megfelelően elkészítve. Természetesen senki nem fog ennyi répát elfogyasztani egy nap. Ha erre a példára egységnyi gyümölcsök és zöldségek nézőpontjából

tekintünk, és nem kizárólag a répára koncentrálunk, láthatjuk, hogy szükséges lehet a gyümölcs- és zöldségfogyasztásunk növelése, különösen, ha nem-organikusan termesztett termékeket használunk. Ennek a szemléltetésére további szalvesztrolban gazdag receptek találhatók a IV. függelékben.

Szalvesztrol receptek az adagonkénti pontszámukkal együtt elérhetők a Nature's Defence-nél.

9.
OK AZ OPTIMIZMUSRA

Az orvoslás művészete abban áll, hogy lenyűgöz-
zük a beteget, mialatt a Természet meggyógyítja
a kórt.

❖ VOLTAIRE

A szalvesztrol elmélet keretein belül van néhány érde-
kes vagy speciális szituáció, és ezek közül hármat rövi-
den érintünk itt. Különösképpen néhány olyan helyzetet
tárgyalunk meg, ahol a hagyományos megközelítéseket
használó betegek kilátásai nem túlságosan jók.

PETEFÉSZEKRÁK

Az első eset a petefészekrák. A petefészekrákról és átté-
teiről kimutatták, hogy különös bőséggel termelik a
CYP1B1 enzimet – akár hatszor akkora szinten, mint
amit más rákokban találtak. *(McFadyen, MCE et al.,
2001)* Logikusan hangzik, hogy minél több CYP1B1
enzim van jelen, annál nagyobb az esélye, hogy bármi-
lyen szalvesztrol aktiválódik, ami a petefészekrákban
szenvedők szervezetében van, és ezzel elősegíti a rákos

sejtek halálát. Ez természetesen nagyon jó hír a petefészekrákban szenvedőknek. Ez is egy organikus gyümölcsökben és zöldségekben, és ezzel szalvesztrolokban gazdag étrend melletti érv a petefészekrákban szenvedő emberek számára.

MEZOTELIÓMA

A CYP1B1 jelenlétét mutatták ki a rosszindulatú sejtekben a vizsgált mezoteliómás esetek 98%-ánál, és nagy bőségben, hasonlóan a petefészekrák esetéhez. Ezúttal is logikusnak tűnik, hogy ez a CYP1B1 bőség előidézi a sejthalált, ha megfelelő szintű szalvesztrol van jelen a mezoteliómában szenvedők szervezetében. Tekintve a mezotelióma rossz kilátásait konvencionális terápia mellett, célszerű lehet az abban szenvedőknek, hogy szalvesztrolokban gazdag étrendre váltsanak.

HÁZIÁLLATOK

A CYP1B1 enzim, a megmentő enzimünk, ahogy Potter professzor nevezi, jelen van az emberek mellett különböző állatokban is. Különböző halak, angolnák, fókák, delfinek és békák, akárcsak a muslicák, egerek, patkányok, tehenek és kutyák szervezetében mind megjelenik a CYP1B1, vagy legalábbis ahhoz nagyon hasonló enzim. Tehát akik már látták a gyümölcseikre szálló muslicákat rákban meghalni, biztosak lehetnek abban, hogy a gyümölcsük nem volt organikus!

A köztünk lévő kutyaimádók gyorsan felismerik a CYP1B1 fontosságát háziállatuk számára. Sok házi kedvencet vesztettek el rák miatt, és ha a CYP1B1 megmentő enzimként viselkedhet az emberek számára a szalvesztrolok metabolizálásával, akkor talán hasonló szerepet tölthet be az állatoknál is. Mindannyian észrevettük már, hogy a kutyák növényi anyagokat esznek, ha betegnek tűnnek. Talán ez ösztönös válasz, ami lehetővé teszi számukra, hogy hasznosítsák a szalvesztrol elmélet által kínált előnyöket.

A kutyák gyorsabb anyagcseréje lehetővé teszi számukra, hogy magasabb szalvesztrol szinteket hatékonyabban dolgozzanak fel, mint az emberek. Természetesen a kutyák mérete közötti nagy eltérések miatt figyelembe kell venni a kutyák súlyát. Akárcsak az embereknél, az a legjobb, ha a kutyák étkezéseihez biztosítunk szalvesztrolokat.

MÁS BETEGSÉGEK

A szalvesztrol elméletre úgy tekinthetünk, mint ami kiemeli a szervezet egyik megmentő mechanizmusát, ami elpusztítja az elpusztítandó sejteket. Mivel a kutatások vezetői rákkutatók, ezért a vizsgálataik középpontjában a rák állt. Sok olyan sejt van azonban, amit el kell pusztítani és el kell távolítani, és van rá bizonyíték, hogy ez a mechanizmus tágabb területen is működik, mint csak a rák.

Miközben kóros szöveteket vizsgáltak a CYP1B1 jelenléte miatt, a kutatócsoport felfedezte, hogy ez az egyedi enzim a fekélyes vastagbélgyulladásnál is megjelenik. Ennek az a jelentősége, hogy a szalvesztrolok metabolizmusa által ezeknek a sejteknek is el kell pusztulniuk. A fekélyes vastagbélgyulladásban szenvedők panaszait könnyen enyhítheti organikus gyümölcsökben és zöldségekben gazdag étrend vagy szalvesztrol kiegészítők.

Az autoimmun betegségek egy másik olyan terület, ahol a napi szalvesztrol fogyasztás növelése úgy tűnik, a gyulladás csökkenését eredményezi, és hasznos a beteg számára. Az autoimmun betegségek egyre terjednek. Az immunsejteknek el kellene pusztulniuk, miután elvégezték a feladatot, amire létrejöttek. Bizonyos autoimmun betegségeknél az érett immunsejtek ahelyett hogy elpusztulnának, összegyűlnek és folytatják a működésüket, ezzel kárt okoznak az egészséges szövetben. Könnyen látható, hogy ha az étrendünk szalvesztrolokban hiányos, fennmarad a gyulladás, és bizonyos autoimmun betegségek, mint az artritisz, továbbfejlődnek.

Emlékezhetnek a rezveratrolról szóló korábbi tárgyalásunkból arra, hogy a rezveratrol iránti kezdeti érdeklődés a kardiovaszkuláris egészségre gyakorolt hatásának vizsgálatából eredt. Amióta az újabb szalvesztrolokat felfedezték, kezdetleges bizonyíték van arra, hogy a lipofil szalvesztrol, az S31G csökkentheti a vérnyomást. Még további munka szükséges ahhoz, hogy teljesebben megértsük ezt a hatást.

Végezetül érdemes megismételni, hogy a szalvesztrolok el fogják látni ugyanazt a gombaellenes szerepet az emberekben, amit ellátnak a növényekben. Ezzel nem azt mondjuk, hogy egy szalvesztrol bármilyen gombafertőzéssel megküzd, mert a szalvesztrolok általában kórokozó-specifikusak. Azonban egy különböző organikus gyümölcsökben és zöldségekben gazdag étrendnek biztosítania kell szalvesztrolok sokaságát, amelyek segítenek sok gombás fertőzés ellen, amiktől az emberek jellemzően szenvednek, úgy mint a Candida, az atlétaláb stb.

Habár ezen kutatócsoport figyelmének középpontjában a rák áll, ezek a kiegészítő felfedezések arra utalnak, hogy a szalvesztrolok széles körben hasznosak lehetnek az egészségünk számára. Abban bízunk, hogy idővel teljesebben megértjük az egyéb betegségek és rendellenességek során fellépő sejthalál mechanizmusát. Addig is nem tehetünk nagyon rosszat azzal, ha növeljük az organikus gyümölcs- és zöldségfogyasztást.

10.
LEGÚJABB
FEJLESZTÉSEK

A legjobb módja annak, hogy legyen egy jó ötleted,
ha sok ötleted van.

❖ LINUS PAULING

A Nature's Defence nagyon tevékeny kutatóprogramot
folytat, melynek célja, hogy bővítsék ismereteiket a szal-
vesztrolokról, a szalvesztrolok élelmiszer-forrásairól, és
az őket aktiváló enzimekről, mint amilyen a CYP1B1.
Ahogy mélyül a szalvesztrol elmélet minden apró rész-
letének a megértése, úgy szerzi meg a Nature's Defence
a szükséges tudást ahhoz, hogy növelje a szalvesztrolok
hasznát, származzanak azok az étrendből, kiegészítők-
ből vagy mindkettőből, és a rákban szenvedők lesznek a
haszonélvezői ennek a mélyülő megértésnek.

FELTÉTELEZETT SZINERGIA A SZALVESZTROLOK KÖZÖTT

Az S40 és az S31G voltak a szalvesztrol kiegészítőkben
eredetileg található szalvesztrolok. A központi különbség

e között a két szalvesztrol között az, hogy az S40 hidrofil, míg az S31G lipofil. Azaz az S31G nagyon könnyen át tud hatolni a szöveten, lehetővé téve, hogy könnyen szétterjedjen az egész testben. Az S40-et a keringési rendszer szállítja a testben.

Közelmúltbeli megfigyelések arra a gyanúra vezették a Nature's Defence kutatóit, hogy szinergikus kapcsolat van az S40 és az S31G között, és valójában minden szalvesztrol között, ami nagyobb aktiválódást és hatékonyságot eredményez, mint amit bármelyikkel el lehet érni a másiktól elkülönítve. Ezenfelül minden egyedi szalvesztrolnak megvan a maga egyedi táplálkozási haszna a CYP1B1 általi metabolizmusából eredő haszon mellett. Tekintve, hogy a szalvesztrolokat jellemzően az ételből szerezzük be, egy étkezés során többféle szalvesztrolt fogyasztunk, különböző szalvesztrol kofaktorral együtt. Ez a feltételezett szinergia a szalvesztrolok jellemző beviteli módjához igazodik.

A SZALVESZTROLOK 5-ÖS SOROZATA

Az S55 a szalvesztrolok új generációjának tagja, amit nemrég fedeztek fel. Ahogy azt láttuk, a rákellenes ágensek hatóerejét a szelektivitásukkal mérik. Vagyis azzal a képességükkel, hogy anélkül pusztítanak el rákos sejteket, hogy károsítanák az egészséges szövetet. Az S55 szelektivitása akkora vagy nagyobb, mint amit a Potter professzor által a CYP1B1 megcélzására kifejlesztett Stilserene előgyógyszerrel elértek. Ez egy rendkívül erős, célzott, élelmiszer-alapú vegyület. A szalvesztrolok 5-ös sorozata nagy ígéretet rejt magában, és jelentős kutatások középpontjában marad.

A szalvesztrolok 5-ös sorozatának felfedezése alátámasztja a Nature's Defence tartós elköteleződését a kutatások iránt. A kutatás további érdekes szalvesztrolok után továbbra is folyamatban van.

ÚJ TERMÉKEK FEJLESZTÉSE

A szalvesztrolok új és nagyon erős generációjának felfedezésével a Nature's Defence kutatói azon dolgoznak, hogy mélyítsék ismereteiket ezekről a vegyületekről, hogy végül azok új termékek részei lehessenek.

A szalvesztrol elmélet felfedezése rámutatott, hogy a szalvesztroloknál használt megközelítés gyümölcsöző megközelítés ahhoz, hogy más kórok ellen használják, csakúgy, mint ahogy célzottabb megközelítés meghatározott rákok ellen. Ahogy az idő és az erőforrások engedik, a kutatásokat ezekre az új területekre is ki fogják terjeszteni. Minden erőfeszítést meg fognak tenni, hogy egyesítsék a kór útjának megértését az élelmiszerek vizsgálatával, hogy felfedezzék fitonutriensek további hasznos osztályait.

ESETTANULMÁNYOK

Az elmúlt néhány év alatt a kutatócsoportnak lehetősége nyílt figyelemmel kísérni az előrehaladását olyanoknak, akik a rákjuk legyőzéséhez részben szalvesztrolokat is használtak. 2007-ben öt személy beleegyezett, hogy esettanulmányokban vegyen részt. A rákok, amelyekkel ezeket a személyeket diagnosztizálták, az alábbiak voltak: 2-3-as stádiumú laphámsejtes tüdőrák; 4-es stádiumú melanóma; prosztatarák; agresszív, 3-as stádiumú mellrák és hólyagrák. Mindannyian teljesen felépültek rákjukból. *(Schaefer, B., 2007)* 2010-ben további hat személy egyezett bele, hogy részt vegyen az esettanulmányokban. A rákok, amelyekkel ezeket a személyeket diagnosztizálták, az alábbiak voltak: 3-as stádiumú mellrák; 2-es stádiumú májrák; vastagbélrák; kiújult prosztatarák; egy további prosztatarák Gleason-skála szerinti 6-os (3+3) fokozattal; és 3-as stádiumú B-sejtes Hodgkin limfóma. Ezúttal is mind a hat személy teljesen felépült rákjából. *(Schaefer, B., 2010)*

Ezeknek a személyeknek a megfigyelése az esettanulmányokban való részvételük segítségével ahhoz a meggyőződéshez vezetett, hogy azok a személyek reagálnak a legjobban, akik étrend- és életmódbeli változtatásokat hajtanak végre a szalvesztrol-használattal együtt. Úgy tűnik, hogy egy organikusabb étrend felé tett elmozdulás, ahol nagyobb hangsúlyt fektetnek a gyümölcs- és zöldségfogyasztásra, egy legalább szerény testmozgásprogrammal együtt nagy lépés ahhoz, hogy élvezzük a szalvesztrolok hasznát.

Ezek az esettanulmányok arra a tényre is fényt derítettek, hogy bizonyos személyek rendkívül gyorsan reagálnak a szalvesztrolokra. Továbbá bizonyos személyek nagyon előnyösen reagálnak alacsony dózisú szalvesztrolokra. Habár ezek a személyek csak egy kisebbségét képviselik azoknak, akik profitálnak a szalvesztrolokból, fontos kérdéseket vetnek fel, amik további kutatásokat igényelnek. Mi az oka ezeknél a személyeknél annak, ami vagy a gyors reagálást vagy az alacsony dózisra való reagálást eredményezi? Hatékonyabbak a szalvesztrolok felszívásában? Hatékonyabbak a szalvesztrolok metabolizálásában? További kutatások remélhetőleg némi fényt derítenek ezekre a kérdésekre.

Jelenleg egy betegkövetési tanulmány van folyamatban, hogy kövessék ennek a 11 személynek az előrehaladását. A tanulmány befejeztével publikálás útján elérhetővé teszik az eredményeket. Ezen felül jelenleg különböző személyek vesznek részt további esettanulmányokban. Ha befejeződnek, publikálni fogunk új eseteket, amik 1-es stádiumú mellrák, a végbélnyílás laphámsejtes karcinómája, petefészekrák, jóindulatú prosztatamegnagyobbodás és krónikus limfocitás leukémia eseteit dolgozzák fel. Az esettanulmányok a teljes kutatótevékenység fontos elemei, és folyamatosan a kutatások részei maradnak.

GYAKORLÓ ORVOSOK KÉPZÉSE

Sok gyakorló orvos érdeklődést mutatott aziránt, hogy képzést kapjon a szalvesztrolok különböző jellegével és használatával kapcsolatban. Erre az igényre válaszul a Nature's Defence kidolgozott egy Orvosképző Programot, hogy kielégítse ezt az igényt.

A képzési program különböző modulokból áll, és minden modul kérdezz-felelekkel zárul. Az orvosokat arra ösztönzik, hogy megvitassák a bemutatott kutatásokat. A különböző modulok lehetővé teszik a résztvevőknek, hogy:

- ❖ Felismerjék a szalvesztrolok használatának lehetőségét
- ❖ Sikeresen alkalmazzák a szalvesztrolokat pácienseik egészsége érdekében

❖ Azonosítsák azokat a tényezőket, amelyek befolyásolják a szalvesztrolok hatékonyságát

❖ Javasoljanak olyan étrendet, ami kiegészíti a szalvesztrol-használatot

❖ Kollégákkal együtt derítsék fel a szalvesztrolok lehetséges felhasználásait

❖ Elkezdjék megérteni a szalvesztrolok mögötti tudományt

❖ Tájékozott kérdéseket tegyenek fel a szalvesztrolokról

A tanfolyamok sikeres elvégzéséért oklevelet kapnak, amely szerint a birtokosa megfelelően képzett ahhoz, hogy szalvesztrolokkal kapcsolatos tanácsokat adjon. Az oklevél-tulajdonosok nevét továbbá közzéteszik a vonatkozó szalvesztrol honlapon, hogy a leendő ügyfelek könnyen megtalálják őket.

11.
A RÁK KORAI FELISMERÉSÉNEK ESZKÖZEI

Akár azt hiszed, hogy képes vagy rá, akár azt, hogy nem – igazad van.

❖ HENRY FORD

Az évek során a kutatócsoport számos vitát folytatott azzal kapcsolatban, hogy jobb klinikai eszközökre lenne szükség a rákkutatásban. 2007-ben döntöttek ennek a szükségletnek a kielégítéséről, és létrehoztak egy CARE Biotechnologies Inc. nevű új céget, hogy kutatásokat végezzenek ilyen eszközök létrehozásához. A CARE Biotechnologies kutatói két különböző vérvizsgálat kifejlesztésén dolgoznak, melyek célja a rák korai felismerése, a kór előrehaladásának figyelemmel kísérése és a remisszióban lévők megfigyelése.

ÚJ KLINIKAI ESZKÖZÖK SZÜKSÉGESSÉGE

A meglévő klinikai eszközökkel kapcsolatos nehézség két részből áll. A jelenlegi technológia csak akkor tudja kimutatni a rákot, ha az már 10^8 és 10^9 közötti sejtszámúra nőtt (ha megnézi a körmét a kisujján, a méretének a fele áll 10^8 és 10^9 közötti sejtből – körülbelül egy borsónyi) – ha a rák mérete eléri a 10^{12} sejtet (nagyjából egy liternyi sejt), meghalunk. Mire a modern technológia meg tudja mondani, hogy Ön ebben a kórban szenved, a kór már csendben túl van növekedésének mintegy 75%-án. (Dan Burke egy kiváló cikket írt ebben a témában: *Burke, MD, 2009*)

A probléma másik fele az, hogy miután megtudtuk, hogy ebben a betegségben szenvedünk, nagyon gyenge eszközök vannak a legtöbb rák esetében a kór előrehaladásának és a kezelés hatékonyságának a figyelemmel kísérésére csakúgy, mint a betegség kiújulásának kimutatására.

A 3. ábrán láthatjuk a rák csendes növekedésének következményeit. A szürke terület jelöli a rák észrevétlen növekedését.

Ennek jelentősége van azok számára, akik a rákmegelőzésen kezdenek gondolkodni. Ők, természetesen azt feltételezik, hogy mentesek a kórtól. Talán konzultálnak egy orvossal, és tanácsot kérnek a rákmegelőzéssel kapcsolatban. De ez a tanács is valószínűleg azt feltételezi, hogy mentesek a kórtól, holott bárhol lehetnek azon a görbén a kimutathatósági szint alatt. Ha már rajta vannak a görbén, a preventív dózisok lelassítják a rák növekedésének ütemét, de nem akadályozzák meg a rákot abban, hogy áttörje a kimutathatóság szintjét.

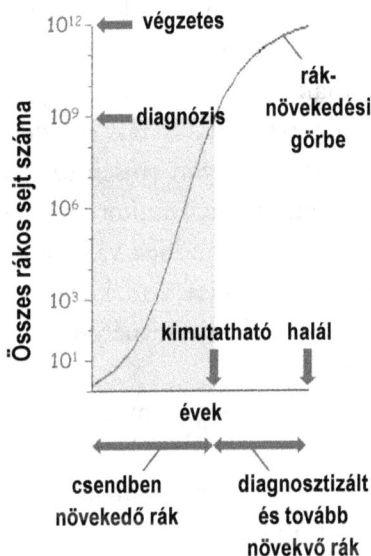

3. *ábra: A rák csendes növekedése. Közzétéve Dan Burke professzor szíves engedélyével.*

A rák csendes növekedésének ábrája következtetéseket hordoz magában azok számára is, akik végighaladtak ezen a kóron addig a pontig, amíg az orvosuk azt mondta nekik, hogy „teljesen tiszták". Ez az állítás talán csak annyit jelent, hogy a betegségük ismét a kimutatható szint alatt van. Lehetséges, hogy tényleg megszabadultak a betegségtől, és nincs több rákos sejt a testükben, mint bármely egészséges embernek. Ugyanakkor a „teljesen tiszta" azt is jelentheti, hogy a kezelőorvos egyszerűen nem tudott rákos sejteket kimutatni egy olyan helyzetben, ahol még bőven jelen vannak rákos sejtek a meglévő technológia által kimutatható szint alatt, azaz a rák csendes növekedésének területén belül. Ez nagyon valószínű forgatókönyv azok esetében, akiket „teljesen tisztának" nyilvánítanak, majd néhány éven belül újradiagnosztizálnak. A rák csendes növekedésének figyelembevétele nagyon erősen azt javasolja, hogy akit „teljesen tisztának" nyilvánítottak, az is tartsa fenn a hasznos étrend- és életmódbeli változásokat, beleértve több szalvesztrol fogyasztását annak biztosítására, hogy a megmaradó rákos sejtek szintje mélyen a kimutathatóság szintje alá csökkenjen.

Mindent egybevéve elég szomorú kép rajzolódik ki.

Nem lenne-e nagyszerű, ha lenne egy egyszerű vértesztünk, ami kiszűrne mindenféle rákot olyan érzékenységgel, amivel jóval azelőtt észrevenné a kór jelenlétét, mielőtt az eléri a 10^8 vagy 10^9 sejtet? Gondoljunk bele, hogy mennyivel egyszerűbb lenne visszasegíteni ezeket az embereket a jó egészséghez – és nem lenne-e jó, ha egy egyszerű vértesztet lehetne használni bármilyen rák megfigyelésére olyan hatékonysággal, amivel könnyedén megmondható, hogy a kezelés működik-e vagy sem, és hogy egy dózis elég magas-e? – olyan vérvizsgálat, ami ugyanolyan használható és pontos a hasnyálmirigyráknál, mint a mellráknál – egy vérvizsgálat, ami ugyanolyan használható és pontos a mellékveseráknál, mint a prosztataráknál. Ehhez hasonló eszközök nagyban megkönnyítenék az orvosok és a betegek életét egyaránt.

A RÁK KORAI FELISMERÉSÉRE ÉS MEGFIGYELÉSÉRE SZOLGÁLÓ KLINIKAI ESZKÖZÖK FEJLŐDÉSE

Az új klinikai eszközök iránti igény nyilvánvaló. Potter és Burke professzorok korábbi munkájának egyik hatalmas jelentősége az, hogy előkészítik a terepet olyan vértesztek megalkotásához, amiket az imént jellemeztem. Felmértük azt, hogy mivel kell dolgoznunk. Nagy tapasztalatunk volt a CYP enzimekkel, és nagy tapasztalatunk volt másodlagos növényi metabolitokkal és azok CYP enzimek általi metabolizmusával. Ismertük különösen a CYP1B1-et, egy általános tumormarkert és a szalvesztrolokat, természetes előgyógyszereket, amik ebben az összefüggésben elvezetnek azokhoz a dolgokhoz, amiket a testfolyadékokban keresni kell. Figyelembe véve a szalvesztrol – CYP1B1 mechanizmust, lennie kell dolgoknak, amiket kereshetünk ahhoz, hogy mondjanak nekünk valamit a kór jelenlétéről és állapotáról. Alapjában véve felhasználhatjuk erről a metabolikus kapcsolatról szerzett ismereteinket ahhoz, hogy visszajelzéseket kapjunk magáról a betegségről.

Úgy döntöttünk, hogy felhasználjuk ezt a tudást, és klinikai eszközöket hozunk létre mindenféle rák korai felismerésére és kezelésének hatékonyabbá tételére – nem kis kihívás! Ennek során egy dolgot már megtanultunk: azt, hogy igazán jó, ha olyanok vannak a kutatócsoportban, akik nem tudják, hogy lehetetlen megcsinálni!

A probléma megfontolásával arra jutottunk, hogy két irány közül választhatunk. A nyilvánvaló első út az volt, hogy fejlesszünk ki egy módszert magának a CYP1B1 jelenlétének a kimutatására és mérésére. Mivel a CYP1B1 belső összetevője a rákos sejteknek, ha ki tudnánk mutatni és mérni tudnánk a vérben vagy a vizeletében, azzal közvetlenül tudnánk mérni magát a betegséget. A második és jóval kevésbé nyilvánvaló megközelítés az volt, hogy fejlesszünk ki egy módszert a CYP1B1 metabolikus aktivitásának kimutatására és mérésére. Ha erős CYP1B1 metabolikus aktivitást találunk, ki tudjuk mutatni és mérni is tudjuk, akkor egy másik közvetlen mérőszámmal rendelkezünk a betegséggel kapcsolatban. Ezért úgy döntöttünk, hogy mindkét utat követni fogjuk – legyen két univerzális rákteszt.

PROTEOMIKUS MEGKÖZELÍTÉS:

Magának a CYP1B1-nek a kimutatásához és méréséhez tudtuk, hogy a feladat sokkal könnyebb lenne, ha lenne egy antitestünk – valami, ami segít elkülöníteni a CYP1B1-et minden mástól, ami a testben található. Egész pontosan egy olyan aminosav-lánc antitestjét akartuk, ami 100%-ban a CYP1B1-re jellemző, lefedi a vad formákat és a leggyakoribb polimorfizmusokat, és nem található meg egyetlen baktériumban sem. Továbbá olyat akartunk, amiben nincsenek nagyobb hasítási pontok (olyan pontok, ahol a lánc feltárható és eltörhető), amik átfutnának rajta. Ezek a feltételek kizárták az összes jelenleg ismert CYP1B1-antitestet. Kimerítő kutatást végeztünk, és azonosítottuk peptidek egy csoportját, amelyek megfeleltek a feltételeinknek, és nekiláttunk antitesteket keresni.

A CYP1B1 olyan enzim, amelyhez nagyon nehéz olyan antitestet találni, aminek erős affinitása van a kérdéses peptidhez, mert a CYP1B1 oly sok életformában van jelen ugyanolyan vagy majdnem ugyanolyan formában, mint az emberekben. Azonban sikerült egy bizonyos CYP1B1 peptidhez antitestet találnunk, és addig dolgoztunk az affinitás növelésén, amíg valami használhatóval nem rendelkeztünk.

Az első lépésünk annak vizsgálata volt, hogy ki tudjuk-e mutatni és mérni a CYP1B1-et emberi tumormintákban. Ez akkor jó ötletnek tűnt – hol máshol találhatnánk bőséggel CYP1B1-et?

Körülbelül egy évet töltöttünk el azzal, hogy mintapreparálási módszereken dolgoztunk, és mintákat vizsgáltunk a világ legkifinomultabb tömegspektrométereit használva. Rekombinált forrásokból származó CYP1B1-gyel tűzdeltük meg a tumormátrixot, és sikerült visszanyernünk a rekombináns anyagot, de sosem sikerült kimutatni az „őshonos" CYP1B1-et. Ez jelentős aggodalommal töltött el bennünket, mert a józan ész azt diktálta, hogy ha nem sikerült kimutatni és mérni a CYP1B1-et tumormintákban, ahol sok van belőle, akkor sosem leszünk képesek kimutatni és mérni azt a vérben vagy a vizeletben. Mivel képesek voltunk kimutatni és mérni a rekombináns CYP-et a tumormátrixból, tudtuk, hogy a mintapreparálással és a kivonással van problémánk – vagy nem szabadítottuk fel az enzimet a környező anyagból, vagy elpusztítottuk az enzimet a preparációs eljárásunkkal.

Ennek fényében úgy döntöttünk, hogy abbahagyjuk a CYP1B1 utáni kutatást a szövetben, és a vérben való kimutatására összpontosítunk. Ez a döntést szembement a józan ésszel, de úgy gondoltuk, hogy ha azt akarjuk, hogy valaha is legyen egy életképes diagnosztikai és vizsgálati eszközünk, annak működnie kell vér- vagy vizeletmintákon, tehát ha falba akarjuk verni a fejünket, akkor legalább abba a falba verjük, amelyiket át kell törnünk. Ez nem annyira őrült dolog, amennyire kezdetben hangzik – habár mindenki azt mondta nekünk, hogy őrültek vagyunk. Amikor vérrel dolgozunk, nincs szükség bizonyos preparációs lépésekre, amikre a szövet esetében szükség van, mert nem kell annyi érintetlen anyaggal dolgozni – már eleve töredékekkel dolgozunk.

Tehát nekiláttunk megtalálni a CYP1B1 peptidjeinket a vérben. Ugyanarra az eredményre jutottunk, mint a szövet esetében! Rekombináns CYP1B1-et juttattunk a vérbe, és sikerült visszanyernünk, de képtelenek voltunk kinyerni az őshonos CYP1B1-et az „én megmondtam" kórusát hallgatva, mígnem a csapat egyik tagja elő nem állt azzal a ragyogó ötlettel, hogy kezdjünk több vérrel! Megnöveltük a kiinduló minta méretét, és kimutattuk és megmértük az őshonos peptidünket.

PROTEOMIKUS EREDMÉNYEK

A természetesen jelenlévő CYP1B1 peptidet sikeresen kimutattuk antitest-affinitás csapda használatával mind 20 µl-es, mind 200 µl-es, rákbetegektől származó plazmakivonatban. A természetes CYP1B1 becsült mennyisége ebben a plazmamintában kb. 200 amol/µl volt. Az eredményeket aztán megismételtük 5 további mintával:

Minta	CYP1B1 mennyisége (amol/µl a plazmában)
1	12,5
2	2,0
3	9,4
4	9,2
5	4,9

Alacsonyabb peptidszinteket találtunk ezekben a mintákban, a természetes CYP1B1 mennyisége 2 és 12,5 amol/plazma µl között szóródott. *(Schaefer, B., 2010)*

További fejlesztéseket végeztünk a mintapreparációs eljárásunkon, és kiterjedtebb vizsgálatokat kezdtünk kolorektális rákban, petefészekrákban és tüdőrákban szenvedőktől vett klinikai mintákon. Sikerült kimutatnunk a peptidünket, és ezzel a CYP1B1-et az összes rákban ezek közül. Sikerült továbbá kimutatni a CYP1B1-et egy proteomikus szabványban – olyan plazmamintában, amely olyan plazmát reprezentál, amit egészséges személyek sokaságától szereztek be, és meghatározott mennyiségű ismert vér-összetevőket adtak hozzá abból a célból, hogy analitikai eszközöket, például tömegspketrométereket kalibráljanak. A CYP1B1 kimutatása proteomikus szabványban azt a célt szolgálja, hogy mérni tudjuk az egészséges személyekben található alapszintet, mielőtt további vizsgálatokat tudunk végezni. A proteomikus szabványban talált szint olyan alacsony volt, amilyenre számíthattunk, tekintve, hogy az egészséges személyeknek mindig csak nagyon kevés rákos sejtje van.

Tüdőrákos betegektől vett mintákban a CYP1B1 mért szintje 92 és 6291-szerese közötti érték volt a proteomikus szabvány háttérszintjének, és jól illeszkedett a kór előrehaladásának szintjéhez.

Ezektől az adatoktól visszatértünk a rák csendes növekedésének ábrájához, és számításokat végeztünk annak becslésére, hogy ezek az új adatok hova helyezik az új kimutathatósági szintet. A 4. ábrán láthatjuk, hogy ennek a proteomikus ráktesztnek az alkalmazásával megközelítőleg 5,7 évvel korábban képesek lehetünk észlelni a tüdőrákot, mint a meglévő technológiával. Őszintén szólva, a tüdőrák életciklusa alapján a rák jelenleginél 5,7 évvel korábbi felfedezése a különbséget jelenti a vörös rózsa és a fehér rózsa, a nevetés és a könnyek között – az életet jelenti, ahol a halál lenne valószínű.

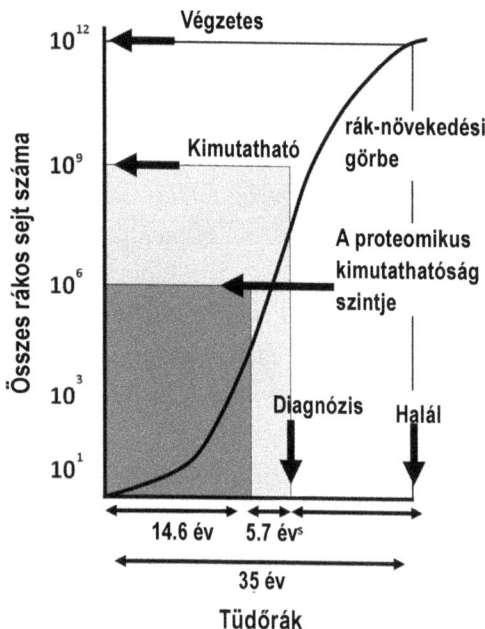

4. ábra: A tüdőrák felismerésének új határa.

PROTEOMIKUS ÖSSZEFOGLALÓ

Jelenleg van egy mintapreparálási eljárásunk és egy anti-testünk (próbánk), ami képes közvetlenül kimutatni és mérni a rákot a CYP1B1 plazmából való kimutatásán keresztül. Ha megtaláljuk a peptidünket az Ön vérében ezzel a próbával, Önnek rákja van – nincs téves pozitív eredmény – Önnek rákja van.

Többféle kutatógépen dolgoztunk, de mostanra azonosítottunk egy tömegspektrométert, amit klinikai laboratóriumi használatra terveztek, és amiről úgy gondoljuk, hogy lehetővé fogja tenni, hogy rutinszerűen használhassák ezt a próbát klinikai laboratóriumokban.

Most még előttünk állnak különböző eljárás javító kísérletek, stabilitási kísérletek, érvényességi kísérletek és módszerkiterjesztési kísérletek, de legalább már tudjuk, hogy jelen van a vérben, meg tudjuk találni és mérni tudjuk. Az egyik erőssége ennek a megközelítésnek, hogy egyszerű és kényelmes a vizsgálandó személy számára. Egyszerűen nyújtsa ki a karját a mintavételhez, mint minden más vérvizsgálatnál. Amit szintén szeretek ebben a megközelítésben, hogy ez magának a ráknak a közvetlen kimutatása és mérése, és éppúgy használható a hasnyálmirigyráknál, mint a mellráknál – mindenféle ráknál használható. Egy másik erőssége ennek a vizsgálatnak, hogy kiemelkedően magas érzékenységi szinten működik, és jó okunk van azt hinni, hogy innen tovább tudjuk még növelni az érzékenységet.

METABOLIT MEGKÖZELÍTÉS

Ismerjük a CYP1B1 különböző szubsztrátumait, azaz ismerjük, amiket metabolizál, különösen sokat tudunk a szalvesztrolokról, amiket metabolizál. Mi történik tehát, amikor szalvesztrolokat fogyasztunk? Az ételünkben két formában lehetnek szalvesztrolok: glikozidként és aglikonként – az ételben kb. 80% glikozid és 20% aglikon – a kapszulákban 100% aglikon. Ha glikozidot fogyasztunk, a növényi cukor leválasztódik, és emberi cukor kerül a helyére. Ha aglikont fogyasztunk, emberi cukor kapcsolódik hozzá. Ez természetesen azt feltételezi, hogy minden megfelelően működik ennek a funkciónak az ellátására. Az új glikozid ezután elszállítódik, és a rákos sejt elérésekor leválasztódik róla az emberi cukor, és a rák helyszínén az aglikon marad. Ezt a lépést a béta-glükuronidáz végzi. Az aglikon ezután összekötődik a CYP1B1-gyel, és metabolizálódik. A metabolit apoptózist idéz elő, szétszórva ezzel a rákos sejt tartalmát, köztük a CYP1B1 peptideket és metabolitokat a környező térbe. Mindez a vérteszt-fejlesztés szempontjából azt jelenti, hogy a CYP1B1 és a szalvesztrolok kölcsönhatása különböző mérhető tényezőket biztosít számunkra a folyamat során, amelyek rámutathatnak a kór jelenlétére, mivel bizonyos tényezők ezek közül csak akkor lehetnek jelen, ha a kór is jelen van, és lezajlott a metabolizmus.

Kezdetnek azt tettük, hogy végignéztük a listánkat a szalvesztrolokról olyan metabolitokat keresve, amelyeket nagy bőségben termel a CYP1B1 metabolizmus, és nem találhatók meg egy átlagos étrendben. A jelöltlistáról választottunk egy metabolitot.

Megnéztük, hogy meg tudjuk-e találni az aglikont a vérben és a vizeletben – kezdetben feltételezett struktúrák, majd szintetizált standard molekulák használatával képesek voltunk megbízhatóan kimutatni és mérni az aglikont a vérben és a vizeletben is. Ezután végeztünk egy farmakokinetikai tanulmányt egészséges önkéntesek segítségével, hogy megállapítsuk, mikor érik el a szalvesztrolok a legmagasabb koncentrációt a vérben – három órával az elfogyasztásuk után. Azonosítottuk a szalvesztrolok miatti aglikon-csúcsot HPLC (nagy teljesítményű folyadékkromatográfia, egy bevett elemző eljárás a vegyületek elkülönítésére komplex keverékekben) használatával. A HPLC vizsgálat előtt a mintákat preparáltuk, béta-glükuronidáz használatával eltávolítottuk a cukrot a glikozidból, egyetlen jellé egyesítve ezzel a glikozidot és az aglikont.

Ezt követően úgy döntöttünk, hogy megnézzük, találunk-e különbséget az egészséges önkéntesek és az előrehaladott rákban szenvedők között. Mindenkinek 1 gramm meghatározott szalvesztrolt adtunk be, vártunk 3 órát, és vért vettünk tőlük. Minden személytől továbbá 24 órán át vizeletet gyűjtöttünk. Ahogy vártuk, az egészséges önkénteseknél nem találtunk metabolitot – egyszerűen visszanyertük a szubsztrátumot (a szalvesztrolt) a vérből és a vizeletből. A beteg önkénteseknél nagyon más volt a helyzet. Nagyon egyértelmű csúcsot találtunk a HPLC-ben ott, ahol becslésünk szerint a metabolitnak meg kellett jelennie. Néhány alanynak igazán nagyon előrehaladott betegsége volt, és náluk egyáltalán nem találtunk sem aglikont, sem glikozidot – csak metabolitot. Amikor a vizeletüket elemeztük, akkor sem találtunk aglikont. Úgy tűnt, hogy a szubsztrátum teljes grammja felhasználásra került. Más rákos betegeknél kis mennyiségű aglikont találtunk nagy metabolit csúcsokkal. Ez azt mondja nekünk, hogy a metabolit aglikonhoz viszonyított aránya talán sokkal nagyobb klinikai jelentőséggel bír, mint a metabolit önmagában – az idő majd megmondja. Ezeket a vizsgálatokat olyanokon végeztük el, akik a gyakori rákbetegségek viszonylag széles körét reprezentálják: mell-, gyomor-, vese-, prosztatarákot stb. és különböző stádiumú rákokat, de inkább az előrehaladottabb rákok voltak többségben. Mindegyiknél találtunk metabolit-csúcsokat, ahogy az várható volt, lévén, hogy egy általános tumormarker metabolit-kibocsátását vizsgáltuk.

METABOLIT ÖSSZEFOGLALÓ

Jelenleg tehát van egy mintapreparálási eljárásunk, ami lehetővé teszi az aglikon és a metabolit kimutatását a vérben vagy vizeletben HPLC használatával. Egyértelmű különbségeket találunk az egészséges önkéntesek és a beteg önkéntesek eredményei között. Akárcsak a proteomikus megközelítésnél, ha ezt a metabolitot találjuk a vérében, Önnek rákja van.

Nagyszerű erőssége ennek a megközelítésnek, hogy természetes termékeket használ a diagnosztizáláshoz. Egy természetes termék metabolizmusa számol be nekünk a kór jelenlétéről és állapotáról. Egy másik kedvező tulajdonsága ennek a megközelítésnek az, hogy a beadott szubsztrátum mennyiségével szabályozhatjuk a jel erősségét. További erőssége ennek a megközelítésnek, hogy nemcsak azt mondja meg nekünk, hogy a CYP1B1 jelen van, azazhogy a rák jelen van, hanem azt is meg tudja mondani, hogy az enzim megfelelően működik. 3 óra után vettünk vért, a szubsztrátum legmagasabb koncentrációjakor. Hamarosan belekezdünk egy farmakokinetikai tanulmányba a metabolit legmagasabb koncentrációjának meghatározására. Ha képesek leszünk a metabolit legmagasabb koncentrációjakor venni vért, akkor sokkal hamarabb észrevehetjük a rák jelenlétét, mivel úgy a beadott szalvesztrol mennyiség melletti legerősebb jelet fogjuk kapni. A proteomikus vizsgálathoz hasonlóan a metabolikus vizsgálat is univerzálisan használható.

HOL TARTUNK TEHÁT?

Jelenleg két különböző próbánk van a rák jelenlétének és mértékének mérésére. Mindkettő függetlenül működik minden előzetes ismerettől azzal kapcsolatban, hogy milyen fajta rák lehet jelen.

A hatalmas erősségei ezeknek a vizsgálatoknak, hogy mindenféle rákra használhatók – ez két univerzális rákteszt, amit az összes rák diagnosztizálására és megfigyelésére lehet használni. Ennek az a hátulütője, hogy mindkét megközelítést alá kell támasztani minden egyes ráknál, ami azt jelenti, hogy nagy alátámasztási munka áll előttünk.

Mostanáig mindenkinek a csapatból megvolt a kedvenc vértesztje – vagy a metabolit-teszt, vagy a proteomikus teszt. Azonban kezdettől fogva erős érvek szóltak amellett, hogy mindkét megközelítést végigvigyük, mert különböző erősségeik és gyengeségeik vannak. Ha kombináljuk őket, bizonyára sokkal több klinikai segítséget tudunk gyújtani, mint bármelyikkel önmagában.

LEHETSÉGES FORGATÓKÖNYV MINDKÉT VIZSGÁLAT HASZNÁLATÁRA

Tegyük fel például, hogy van két 36 éves nő, nagyon hasonló családtörténettel, kórtörténettel stb., és mindkettőjüknek 2 cm-es rákos daganat van az egyik mellében. Az orvosuk a metabolit vizsgálat elvégzése mellett dönt. Az egyik nőnél egy nagy metabolit-csúcsot találnak aglikon és glikozid nélkül. A másik nőnél közepes méretű metabolit-csúcsot találnak és kis aglikon- és glikozid-csúcsokat. Mi folyik itt? Kizárólag a metabolit viszgálattal arra a következtetésre is juthatnánk, hogy az első nőnél teljesen működik a CYP1B1, és teljesen hasznosítja a szubsztrátumot, míg a második nőnek lehetnek egymással versengő szubsztrátumok a testében, amik gátolják a CYP1B1 működését – pédául használhatott bizonyos falfestékeket, melyek gombaellenes vegyszereket tartalmaznak, vagy talán nemrég tisztíttatta a fűtéscső-rendszert, és a munkások gombaellenes vegyszereket használtak, hogy késleltessék bármilyen gomba elszaporodását, vagy talán naponta elsétál egy golfpálya mellett, ahol gyakran használnak gombaellenes permetet. Arra a következtetésre is juthatunk, hogy az első nőnek további, felfedezetlen rákos csomója van. Ha most elvégezzük a proteomikus vizsgálatot, az segíthet megállapítani, hogy ténylegesen mi zajlik a két nőnél. Tegyük fel, hogy elvégeztük a proteomikus vizsgálatot, és nagyobb peptid-csúcsot találtunk az első nőnél, mint a másodiknál. Ez az eredmény azt mondaná nekünk, hogy talán egyáltalán nincs különbség a CYP1B1 működésében a két nőnél, inkább azt támasztaná alá, hogy az első nőnek van egy másik, felfedezetlen rákos csomója, és ez az oka a magasabb eredménynek. A kezelőorvos ekkor nekiláthat a második rákos csomó keresésének.

HOVA AKARUNK ELJUTNI?

Az eddigi kutatások és fejlesztések bizonyosságot adtak arról, hogy egy egyszerű vér- vagy vizeletvizsgálat alkalmas lesz a rák korai felismerésére. Biztosak vagyunk benne, hogy megvalósítható lesz egy költséghatékony és minimálisan invazív eljárás az összes rák figyelemmel kísérésére. Ez a kutatócsoport azt reméli, hogy a vizsgálat érzékenysége olyan lesz, hogy ezeknek a teszteknek a használatával az orvosok képesek lesznek gyorsan megállapítani, hogy egy kezelés működik-e vagy sem, vagy hogy a kezelés dózisa megfelelő-e. Ez jelentősen javíthatja az orvosnak azt a képességét, hogy a kezelési eljárást a páciens igényeihez szabja. Végezetül, a kutatócsoport biztos abban, hogy meg fognak valósítani egy minimálisan invazív eljárást a remisszióban lévők megfigyelésére. A remisszió megfigyelése talán nem lesz több, mint még egy pipa a klinikai laboratóriumi formanyomtatványon az orvosi vizsgálat végén.

Ezek mellett a diagnosztikai fejlesztések mellett logisztikai munka is zajlik a legjobb mód meghatározására ahhoz, hogyan lehetne költséghatékonyan eljuttatni ezeket a teszteket azokhoz, akik használni szeretnék.

12.
BEFEJEZÉS

Körülbelül negyven évig tart, hogy az innovatív
gondolkodás a mindennapi gondolkodás részévé
váljon. Azt várom és remélem, hogy az ortomoleku-
láris medicina az elkövetkező öt-tíz évben megszű-
nik az orvostudomány különlegességének lenni, és
minden orvos hatékony eszközként fogja használni
a táplálkozástudományt a betegségek kezelésére.

❖ DR. ABRAM HOFFER, PH.D.

A szerzetesek, akik befogadták kétségbeesett barátunkat,
rábukkanhattak a Szalvesztrol Elméletre, nem tudomá-
nyos megközelítésből, sokkal inkább józan ész és megfi-
gyelés alapján.

A szerzetesek bizonyára jó egészségnek és hosszú
életnek örvendenek vegetáriánus étrendjükkel, és ritkán
vagy egyáltalán nem fordul elő köztük a rák. Elég bizto-
sak lehetünk abban, hogy nem költik a pénzüket agro-
kemikáliákra élelmiszereik előállításához. Lakóhelyük
éghajlati viszonyait figyelembe véve bizonyára egész

évben bőségesen rendelkezésükre áll friss gyümölcs, ami lehetővé teszi számukra azt a luxust, hogy akkor szedjék le a gyümölcsöt, amikor az megérett a fán. Amint azt láttuk, ezek a tényezők számítanak a magas szalvesztrol tartalmú gyümölcsöknél.

Azzal, hogy ennek a fiatalembernek bőséges gyümölcsből és szűretlen gyümölcsléből álló étrendet biztosítottak, ellátták gyógyászati mennyiségű szalvesztrolokkal. Ahogy a szalvesztrol elmélet körvonalazza, a szalvesztrolok bejutottak a vérkeringésébe, és eljutottak a rákos sejtekhez. A rákos sejtekbe jutva a szalvesztrolok találkoztak a CYP1B1 enzimmel, és megtörtént a metabolizmusuk rákellenes ágenssé. Az ebből származó metabolit ezután beindította a rákos sejtben azoknak a folyamatoknak a sokaságát, amelyek a sejt halálával végződtek. Ez a folyamat zajlott nap mint nap, amíg az összes rákos sejtet el nem pusztította, és a halott rákos sejtek távoztak a testéből. Kétségbeesett barátunknak, akárcsak az őt befogadó szerzeteseknek, a táplálék központi szerepet játszott a megmenekülésében.

Tehát hogyan tovább innen? Tudjuk, hogy az ételünk nem biztosítja azokat a tápanyagokat és ásványi anyagokat, amiket korábban, és ez valószínűleg megmagyarázza az organikus termékek és étrend-kiegészítők kínálatában és fogyasztásában bekövetkezett elképesztő növekedést. Amint arra Harry Foster professzor rámutat, „A termőföld és a benne termesztett élelmiszer folyamatosan csökkenő ásványi anyag tartalma azt követeli, hogy a lakosság kiegészítőket fogyasszon, legalább azért, hogy ásványi anyag bevitelét a korábbi szinten tartsa."

Figyelembe véve ezt és az új ismereteinket a szalvesztrol elméletről, egy látogatás a helyi organikus termékeket és egészséges élelmiszert árusító boltba jó kezdet lenne.

Amikor kiválasztja az élelmiszereket, amiket hazavisz a családjának, gondolkodjon el egy pillanatra azon, hogy volt-e valami az élelmiszer termelése vagy feldolgozása során, ami elvehette vagy csökkenthette az étel értékét. Ha igen, talán mást kellene választania. Ha a válasz továbbra is igen, érdemes kiegészítőt keresni. Ez a kezdet talán megkíméli Önt attól, hogy kétségbeesetten, az utolsó pillanatban, egy kolostort kelljen keresnie.

Mi áll előttünk? Potter és Burke professzorok hatalmas előrelépést biztosítottak számunkra a szalvesztrol elmélettel, de sok tennivaló maradt még. Az új szalvesztrolok kutatása folytatódik. Új szalvesztrolokat folyamatosan találnak érdekes és egyedi tulajdonságokkal, szelektivitással és aktivitással.

Folytatódik a kutatás a CYP1B1-hez kapcsolódó enzimekről. A természet bizonyára létrehozott egy tartalékmechanizmust a szalvesztrol elmélethez, és ez a tartalékmechanizmus szorosan kapcsolódhat a CYP1B1-hez.

A rákot gyakran kísérik korábban is fennálló tünetek, vagy utána keletkező további rendellenességek. Ez az idősebbek között különösen igaznak tűnik. Ennek fényében anekdotikus beszámolók sorát találták, melyek azt sugallják, hogy a szalvesztrolok segíthetnek más kórok ellen is. Különösen érdekesek lehetnek itt az autoimmun betegségek. Sok rákban szenvedő időskorú szenved egyik vagy másik autoimmun betegségben is. Sokan közülük autoimmun betegségük, különösen az artritisz

tüneteinek enyhüléséről számoltak be, miután szalveszt-
rolt szedtek. Megkezdődött a munka, hogy elméleti
magyarázatot találjanak e jelenség megértésére. Ahogy
az idő és az erőforrások engedik, ki fogják vizsgálni ezt
a jelenséget, hogy fény derüljön arra a mechanizmusra
vagy mechanizmusokra, amelyek felelősek érte. Egyelőre
ezek a beszámolók egyszerűen további érvvel szolgálnak
arra, hogy étrendünk organikus gyümölcsben, zöldség-
ben és gyógynövényekben gazdag legyen.

Jelentős kutatói érdeklődésre tartanak számot a rák-
ban szenvedők közül azok, akik nem vagy nem időben
reagálnak a szalvesztrolokra. Ez vajon a CYP1B1 egyik
vagy másik változata, a CYP1B1 szintjei, a CYP1B1
gátlóinak való kitettség, e tényezők kombinációja vagy
jelenleg ismeretlen tényezők miatt van? Egy tartalék-
mechanizmus és az ahhoz szükséges élelmiszer-alapú
vegyületek megtalálására irányuló kutatás remélhető-
leg segít ennek a csoportnak is, hogy hasznosíthassák a
szalvesztrolokat. Közelmúltbeli kutatások a szalvesztrol
S55 metabolizmusáról nagyon ígéretesek e tekintetben.
Kutatások arra utalnak, hogy a nagyon előrehaladott
rák enzim-profilja eltér a kevésbé előrehaladott rákétól.
Úgy tűnik, az S55-öt a CYP1B1 rákellenes tulajdonságú
vegyületté metabolizálja, és olyan enzimek is metabo-
lizálják, amelyek csak előrehaladott rákban találhatók
meg. Ennek a kutatócsoportnak központi célja marad,
hogy további kutatásokat végezzen ennek a potenciális
tartalékmechanizmus megértésének a mélyítéséért.

A szalvesztrol elmélet, amely Potter és Burke pro-
fesszorok munkájának eredménye, molekuláris szintű

magyarázatot adott az étrend és a rák között fennálló kapcsolatra. A folyó kutatások a rákdiagnosztika fejlesztéséért segíteni fognak az elméletet bővíteni, és mélyebben megérteni. Talán ez az újdonsült megértés újfajta ráktörténetekhez fog vezetni – felemelő ráktörténetekhez a túlélésről!

Ha fel kell keresnie egy kolostort, akkor keressen fel egy kolostort. Ha az egészségen és a jóléten jár az agya, akkor keresse fel újra a szalvesztrol elméletet, változtassa meg az étrendjét, hogy abban bőségesen legyen organikus gyümölcs, zöldség és gyógynövények, és hagyja a szerzeteseket meditálni.

SZÓJEGYZÉK

Abiraterone acetate	egy Potter professzor által tervezett CYP17 gátló, amit a prosztatrák végső kezelésekor használnak
Aglikon	a glikozid hidrolíziséből keletkező cukormentes vegyület
Antineoplasztikus gyógyszerek	rákellenes gyógyszerek a neoplasztikus sejtek elpusztítására; a mellékhatásai között van a hányinger, a hajhullás és a csontvelő működésének csökkenése
Antioxidáns	kémiai vegyület, amely gátolja az oxidációt
Apoptózis	a sérült vagy felesleges sejtek lebomlása. A test mechanizmusa a sejtektől való megszabadulásra (programozott sejthalál)
Citokróm P450 enzim	hemoproteinek családja, amik állatokban, növényekben, gombákban és baktériumokban találhatók. Leginkább a gyógyszer és méreg metabolizmusukról ismertek.
Citotoxikus	mérgező a sejtek számára, elpusztítja a sejteket
CYP17	egy citokróm P450 enzim, amelynek az androgén és ösztrogén bioszintézis során van szerepe.
CYP1B1	egy citokróm P450 enzim, amely a rákos sejtekre jellemző, és nem található meg az egészséges szövetben
Diszplasztikus	sejtek, szövetek vagy szervek abnormális növekedése (diszplázia)
Előgyógyszer	gyógyszer vagy természetes vegyület, amelynek enzimatikus bioaktivációra van szüksége ahhoz, hogy kifejtse a hatását – olyan terápiás szerek, amelyek jóindulatúak maradnak, amíg enzimatikus reakciók nem aktiválják

EROD próba	etoxirezorufin-O-deetiláz próbák – az első eljárás a CYP enzimek aktivitásának számszerűsítésére
Farmakokinetika	a vegyületek testen belüli felszívódási, szállítási, anyagcsere és kiválasztási (ADME) folyamatainak tanulmányozása
Fitoalexin	a fitoalexinek a növények immunrendszerének részei. Gombák vagy más kórokozók fertőzésére adott válaszul keletkező metabolitok, amelyek gátolják a behatoló kórokozót
Fitokémia	a kémia egyik ága, amely a növények, különösen az orvoslásban használt növények összetevőivel foglalkozik
Fitonutriens	növényekben található vegyületek, melyek jótékony hatással vannak az ember egészségére, és nem vitaminok vagy ásványok
Fitoösztrogén	növényekben található vegyületek, melyek hasonlóan működnek az állatokban, mint az ösztrogén
Glikozid	cukor és egy vegyület együttese, általában növényekből
Hidrofil	molekulák, amelyek hajlamosak a vízben oldódásra, és affinitásuk van hozzá. A hidrofil szalvesztrolok a keringési rendszeren keresztül terjednek el a szervezetben
Hidroxiláció	egy vagy több hidroxil csoport (-OH) hozzáadása egy vegyülethez – a vegyület oxidálása
HPLC	a nagy teljesítményű folyadékkromatográfia egy elemző eszköz, amit vegyületek keverékének szétválasztására és az érdeklődés tárgyát képező vegyület elkülönítésére használnak
Immunhisztokémia	megfestett antitestek használata különböző sejtbiológiai tulajdonságok felismeréséhez
Karcinogén	rákot okozó anyag

Királis	különböző bal- és jobbkezes alakkal rendelkező vegyületek
Lipofil	molekulák, amelyek hajlamosak a zsírban (lipidekben) oldódásra, és affinitásuk van hozzá. A lipofil szalvesztrolok a limfatikus rendszerben és sejtről sejtre haladva terjednek el a szervezetben
Mikrotom	nagyon vékony szövetszelet preparálása mikroszkópos vizsgálathoz
Mutagén	olyan ágens, pl. vegyszer, ultraibolya fény vagy radioaktív elem, amely meg tudja változtatni a DNS-t, mutációt okozva ezzel
Neoplazma	a szövet új és abnormális növekedése
Ortomolekuláris	„az ortomolekuláris medicina annak a gyakorlatát írja le, hogy hogyan előzzük meg és kezeljük a kórt úgy, hogy olyan anyagok optimális mennyiségével látjuk el a szervezetet, amik természetesek számára." www.orthomed.org
Ösztradiol	a leggyakoribb ösztrogén hormon
Patogén	olyan ágens, amely kárt okoz egy másik organizmusban
Piceatannol	a stilben rezveratrol hidroxilált megfelelője, amelynek leukémia-ellenes aktivitása van, és egyben tirozin kináz gátló. Piceatannol akkor keletkezik, amikor a CYP1B1 metabolizálja a rezveratrolt.
Polifenol	vegyszerek, amik többszörös fenolokból (C_6H_5OH) állnak, amik egy fenil (C_6H_5) gyűrű és egy hidroxil (OH) csoport kötéséből állnak
Polimorfizmus	gyakori DNS-mutáció
Proteomika	a proteinekkel foglalkozó tudományág, ami azt vizsgálja, hogy a proteinek hogyan és mikor jelennek meg, hogyan működnek, hogyan hatnak egymásra és milyen szerepük van a metabolikus folyamatokban

Rezveratrol	egy szalvesztrol és egyben természetes gombaölő, ami a szőlő héjában, a földimogyoróban, a vörösborban stb. található, és amit nagyon alacsony dózisban metabolizál a CYP1B1 enzim a rákos sejtekben, hogy piceatannolt hozzon létre
S31G	lipofil szalvesztrol 22-es szelektivitás értékkel
S40	hidrofil szalvesztrol 10-es szelektivitás értékkel
S52	lipofil szalvesztrol 32-es szelektivitás értékkel
S54	lipofil szalvesztrol 1.250-es szelektivitás értékkel
S55	lipofil szalvesztrol 23.000-es szelektivitás értékkel
Stilben	szénhidrogének, $C_{14}H_{12}$, amiket festékek és szintetikus ösztrogének készítéséhez használnak
Stilserene	Potter professzor által kifejlesztett rákellenes ágens, amely teljesen a CYP1B1 enzimet célozza. Nem mérgező az egészséges szövet számára, és a CYP1B1 metabolizálja méreggé a rákos sejten belül
Szalvesztrol	gyümölcsökben, zöldségekben és gyógynövényekben található természetes gombaölők, melyeket metabolizál a CYP1B1 enzim a rákos sejtekben, hogy olyan mérget hozzon létre, ami elpusztítja a rákos sejtet
Szubsztrátum	anyag vagy vegyület, amelyben egy enzim működésbe lép, hogy létrehozzon egy metabolitot
Tömegspektrometria	tömegspektrométert használó elemzési eszköz egy anyagban található vegyszerek azonosítására a tömeg és a töltés mérésével. A tömegspektrometriát sokat használják a proteomikus kutatásokban.
Törköly	a szőlő, olajbogyó vagy gyümölcsök préselése után maradó szilárd anyag, miután kinyerték belőlük a levet vagy olajat

A SZALVESZTROLOK

REFERENCIÁK A SAJTÓBAN

CAHN-Pro Nutrition News and Views, Professional edition (February 12, 2012). *Nature May Have A Helper To Fight Cancer.*

Schaefer BA. December 2012. *Gerry Potter Honoured for his Development of Abiraterone Acetone, Helping HANS.* http://www.helping-hans.org/show104a2s/Gerry Potter Honoured for his Development of Abiraterone Ace

Healy, E. June 2011. *Salvestrols and skin cancer.* CAHN-Pro Nutrition News and Views, Professional edition, Issue 7. p 1&5.

Schaefer BA, Dooner C, Burke DM, Potter GA, Winter 2010/11 *Nutrition and Cancer: Further Case Studies Involving Salvestrol.* Health Action 11-13.

Ware, W. October 2009. *Salvestrol update.* International Health News, Issue 201, p.5. http:// www.yourhealthbase. com/ihn october2009.pdf

Schaefer, B., Dooner, C. April 2009 *Does an Apple a Day Keep the Doctor Away?.* The Bulletin, WANP.

Wakeman, m. (March 2009) *Cancer Cell Science.* Second annual conference: Cancer Prevention and Healing. . DVD available from Health Action Network Society. http://www. hans.org/ store/Cancer_Prevention

Dooner, C., Schaefer, B. Spring 2009. *An Apple a Day.* CSNN Holistic Nutrition News.

Schaefer BA, Hoon LT, Burke Dm, Potter GA, Spring 2008. *Nutrition and Cancer: Salvestrol Case Studies.* Health Action magazine, 8-9. http:// www.hans.org/magazine/278/ Nutrition-and-Cancer-Salvestrol-Case-Studies.

Burke, D. (March 2008) *Breakthroughs in cancer research from the UK.* First annual conference: Cancer, Natural Approaches for Prevention and Healing. . DVD available from Health Action Network Society. http://www.hans.org/ store/ Cancer_Prevention

Schaefer, B. Summer 2008. *Salvestrols — Linking Diet and Cancer.* CSNN Holistic Nutrition News.

Ware, W. June 2008. *Salvestrols - A new approach to cancer therapy?* International Health News, Issue 188, p. 1-3. http://www.yourhealthbase. com/archives/ihn188ww.pdf

Peskett, T. Winter 2007. *Organic Wine - A Toast to Disease Prevention.* Health Action magazine, 27. http://www.hans. org/magazine/389/Organic-Wine

Tan, H. August/September 2007. *Can Food Really be Your Medicine?* Townsend Letter, 116-119.

Schaefer, B. April 2007. *Salvestrols — Linking Diet and Cancer.* Vitality magazine, 90-91.

Wakeman, M. Spring 2007. *My Voyage Of Discovery Of The Remarkable World Of Salvestrols*. Health Action magazine, http://www.hans.org/ magazine/339/my-Voyage-of-Discovery-from

Schaefer, B., & Tan, H. Mar/Apr 2007. *New Developments in the Science of Salvestrols*. Vista magazine, 54-55. www. vistamagonline.com

Tan, H. Winter 2007. *Salvestrols: Important New Developments*. Health Action magazine, 18-19.

Fenn, C. November 2006. *Get a Taste for Salvestrols. Chris Fenn explains why some bitter fruit packs a sweet surprise.* Cycling Plus, 57.

Cox, G. October 2006. *Choices:Organic Cancer-Killers* Candis, 70-71.

Schaefer, B. Fall 2006. *Salvestrol News*. Health Action magazine, 30.

Hancock, m. October 2006. *Modern fruits and veggies in a nutritional slump.* Alive magazine, 36-37.

Schaefer, B. Summer 2006. *Salvestrols vs Cancer: The Story Continues*. Health Action magazine,26-27. http://www.hans. org/magazine/355/Salvestrols-vs-Cancer-The-Story-Continues

Underhill, L. July/Aug 2006. *From Red Wine to Bean Sprouts*. Vista magazine, 20-21. www.vista-magonline.com

Dauncey, G. July 2006. *Winning the Cancer Game.* Common Ground, p. 24. http://www.common-ground.ca/ iss/0607180/cg180_guy.shtml

Atkinson, L. 10:01am 4th July 2006. *You're eating the WRONG fruit and veg!* Daily mail. http:// www. dailymail.co.uk/pages/live/articles/health/ dietfitness. html?in article id=393956&in page id= 1798 &in a source=

Herriot, C. Summer 2006. *The Missing Link.* GardenWise, British Columbia's Gardening magazine, p. 12.

Schaefer, B., Burke, D. May/June 2006. *Natural Clues to Cancer Intervention.* Vista magazine, 52-53. www. vistamagonline.com

Schaefer, B. Spring 2006. *Latest Developments in Salvestrol Therapy.* Health Action magazine, 26-27.

Daniels, A. April 2006. *Salvestrols vs Cancer: The Story Continues.* Public Lecture held in Burnaby, B.C. DVD available from Health Action Network Society. http://www. hans.org/store/Cancer Prevention

Burke, D. March 2006. *Latest Developments in Salvestrol Therapy.* Public Lecture held in Burnaby, B.C. DVD available from Health Action Network Society. http://www. hans.org/ store/Cancer Prevention

Dauncey, G. March 2006. *Organic Food And Cancer.* EcoNews http://www.earthfuture.com/ econews/

Herriot, C. March 2006. *The Holy Grail For Cancer.* The Garden Path, www.earthfuture.com/ gardenpath

Shannon, K. March 2006. *My Story: From Terminal Cancer to Long Life by Using Salvestrols.*

Schaefer, B. Winter 2006. *Breakthroughs In The Quest To Prevent and Cure Cancer: Professor Potter's BC Lecture Tour.* Health Action magazine, 28-29.

Burke, D. Winter 2006. *Polymorphisms. What Are They And Why Are They Important?* Health Action magazine, 26-27, 34.

Kuprowsky, S. Jan/Feb 2006. *Potential Cancer Breakthrough: The New-Found Cancer Killer Inside Certain Vegetables.* Vista magazine, 20-21. www. vistamagonline.com

Dauncey, G. Jan/Feb 2006. *Cancer, Fruit and Organic Farming: What Are We Doing Wrong?* Vista magazine, 64-65. www.vistamagonline. com

Schaefer, B. Jan/Feb 2006. *Breakthroughs In The Quest To Cure Cancer.* The Herbal Collective, 29, 31. http://www. herbalcollective.ca

Frketich, K. Winter 2005/2006. *Cancer Research: Lecture Review.* British Columbia Naturopathic Association Bulletin, 12.

Thurnell-Read, J., M.Sc., KFRP. November 2005. *More On Salvestrols, Skin and Tumours.* Life-Work Potential.

Burke, D. Autumn 2005. *Salvestrols - A Natural Defence Against Cancer?* Health Action magazine, 16-17. http:// www.hans.org/magazine/173/Salvestrols-A-Natural-Defence-Against

Thurnell-Read, J., m.Sc., KFRP. October 2005. *Eczema, Psoriasis, Parkinson's & Tumours.* Life-Work Potential.

Thurnell-Read, J., m.Sc., KFRP. October 2005. *Skin Problems*. Health and Goodness.

Greene, M. Oct 13th, 2005. *U.K. Doctor Claims Food Enzymes Can Cure Cancer*. The Martlet, Volume 58, Issue 10. http://www.hans.org/ newsletters/2005-Fall.pdf

Potter, G. September 2005. *Breakthroughs In The Quest To Prevent and Cure Cancer*. Public Lecture held in Vancouver, B.C. DVD available from Health Action Network Society. http://www. hans.org/store/Cancer Prevention

Helen Knowles. 3 June, 2005. *Will Fruit Vegetable Plant Salvestrols Save us from Cancers?* Herbsphere. http://www. herbsphere.com/new page 10.htm

BNN: British Nursing News Online. Thursday, 27 January 2005 16:26. *Fruit and Veg Cure for Cancer*. http://www.bnn-online. co. uk/news search. asp?TextChoice=Salvestrol&TextChoice2 =&Operator=AND&Year=2005

BBC News UK edition, Thursday, 27 January, 2005, 11:45 GMT, *Fruit 'Could Provide Cancer Hope'*. http://news.bbc. co.uk/1/hi/england/leicestershire/4211223.stm

The Observer, Sunday January 2, 2005, *Fight Cancer With Food*. http://observer.guardian. co.uk/magazine/ story/0,11913,1380969,00.html

Leicester Mercury, September 13, 2003. *Hope in his hands*. P. 11.

Kathryn Senior, (2002). *Molecular Explanation For Cancer-Preventive Properties Of Red Wine*. The Lancet Oncology, Vol. 3, No. 4, 01.

Cancer Research UK, Press Release, Tuesday 26 February 2002. *How A Plant's Anti-Fungal Defence May Protect Against Cancer* http://info. cancerresearchuk.org/pressoffice/pressreleas-es/2002/february/40684

BBC News Health, Tuesday, 26 February, 2002, 18:11 GMT, *Natural Defence Against Cancer.* http://news.bbc. co.uk/1/hi/health/1841709.stm

Britten, N., & Derbyshire, D. July, 2001. *Tumour-Destroying Drug 'May Be Cure For Cancer'* The Daily Telegraph, 28.

BBC News Health, Friday, 27 July, 2001, 17:09 GmT 18:09 UK, *Cancer Drug Raises Hopes Of Cure.* http://news.bbc. co.uk/1/hi/health/1460757.stm

KUTATÁSI
REFERENCIÁK

Attard G, Belldegrun AS, de Bono JS (2005). Selective blockade of androgenic steroid synthesis by novel lyase inhibitors as a therapeutic strategy for treating metastatic prostate cancer. *BJU Int.* **96** (9): 1241-6.

Attard G, Reid AHM, Yap TA, Raynaud F, Dowsett M, Settatree S, Barrett M, Parker C, Martins V, Folkerd e, Clark J, Cooper CS, Kaye SB, Dearnaley D, Lee G, de Bono JS (2008). Phase I Clinical Trial of a Selective Inhibitor of CYP17, Abiraterone Acetate, Confirms That Castration-Resistant Prostate Cancer Commonly Remains Hormone Driven. *Journal of Clinical Oncology* **26**: 4563.

Attard G, Reid A, A'Hern R, Parker C, Oommen N, Folkerd E, Messiou C, Molife L, Maier G, Thompson E, Olmos D, Sinha R, Lee G, Dowsett M, Kaye S, Dearnaley D, Kheoh T, Molina A, and de Bono J (2009). Selective Inhibition of CYP17 With Abiraterone Acetate Is Highly Active in the Treatment of Castration-Resistant Prostate Cancer. *Journal of Clinical Oncology,* **27**(23):3742-8.

Barnett JA, UrbauerDL, Murray GI, *et al.* (2007). Cytochrome P450 1B1 expression in glial cell tumors: an immunotherapeutic target. *Clin Cancer Res.* **13**: 3559-3567.

A SZALVESZTROLOK

Bertz RJ, Granneman GR. (1997) Use of in vitro and in vivo data to estimate the likelihood of metabolic pharmacokinetic interactions. *Clin Pharmacokinet,* **32**: 210-58.

Burke, MD. (2009). The silent growth of cancer and its implications for nutritional protection. *British Naturopathic Journal,* **26**:1, 15-18.

Burke, MD, & Potter, G (2006). Salvestrols ... Natural Plant and Cancer Agents? *British Naturopathic Journal,* **23**:1,10-13.

Carnell D, Smith R, Daley F, et al. (2004). Target validation of cytochrome P450 CYP1B1 in prostate carcinoma with protein expression in associated hyperplastic and premalignant tissue. Int J *Radiat Oncol Biol Phys.* **58**: 500-509.

Chang JT, Chang H, Chen P, et al, (2007). Requirement of aryl hydrocarbon receptor over-expression for CYP1B1 up-regulation and cell growth in human lung adenocarcinomas. *Clin Cancer Res.* **13**:38-45.

Chang H, Su J, Huang CC, *et al.* (2005). Using a combination of cytochrome P450 1B1 and b-catenin for early diagnosis and prevention of colorectal cancer. *Cancer Detect Prevent.* **29**: 562— 569.

Dhaini HR, Thomas DG, Giordano TJ, Johnson TD, Biermann JS, Leu K, Hollenberg PF, Baker LH (2003). Cytochrome P450 CYP3A4/5 expression as a Biomarker of Outcome in Osteosarcoma. *Journal of Clinical Oncology,* **21**: 2481-2485.

Dorai T, Aggarwall BB (2004) Role of chemo-protective agents in cancer therapy. *Cancer Letters* **215:** 129-140.

Downie D, McFadyen M, Rooney P, et al. (2005). Profiling cytochrome P450 expression in ovarian cancenidentification of prognostic markers. *Clin Cancer Res.* **11:** 7369-7375.

Everett S, McErlane VM, McLeod K, et al. (2007). Profiling cytochrome P450 CYP1 enzyme expression in primary melanoma and disseminated disease utilizing spectral imaging microscopy (SIM). J *Clin Oncology.* **25:** 8556.

Ferrigni, NR, McLaughlin JL (1984). Use of potato disc and brine shrimp bioassays to detect activity and isolate piceatannol as the antileukemic principle from the seeds of *Euphorbia lagascae. J. Nat. Prod.* 47:347-352.

Fuller F (April 26th, 2011). An Orthomolecular Approach to Cancer. *4th Annual Cancer Prevention and Healing Event,* Health Action Network Society, Burnaby, B.C., Canada.

Gibson, P. et al., (2003) Cytochrome P450 1B1 (CYP1B1) Is Overexpressed in Human Colon Adenocarcinomas Relative to Normal Colon: Implications for Drug Development. *Molecular Cancer Therapeutics, 2:* 527-534.

Greer ML, Richman PI, Barber PR, et al, (2004). Cytochrome P450 1B1 (CYP1B1) is expressed during the malignant progression of head and neck squamous cell carcinoma (HNSCC). *Proc Amer Cancer Res.* **45:** Abstract #3701.

Gribben, J.G. et al., (2005) Unexpected association between induction of immunity to the universal tumor antigen CYP1B1 and response to next therapy. *Clinical Cancer Research,* **11**: 4430-4436.

Haas S, Pierl C, Harth V, *etal.* (2006). expression of xenobiotic and steroid hormone metabolizing enzymes in human breast carcinomas. *Int J Cancer.* **119**: 1785-1791.

Hanna IH, Dawling S, Roodi N, F. Peter Guengerich FP, Parl FF, (2000). Cytochrome P450 *1B1 (CYP1B1)* Pharmacogenetics: Association of Polymorphisms with Functional Differences in estrogen Hydroxylation Activity. *Cancer Research* **60**: 3440-3444.

Hayes CL, Spink DC, Spink BC, Cao JQ, Walker NJ, and Thomas R. Sutter TR (1996) 17-Estradiol hydroxylation catalyzed by human cytochrome P450 1B1. *Medical Sciences,* **93**: 9776-9781.

Hsieh TC, Wu Jm (1999) Differential effects on growth, cell cycle arrest, and induction of apoptosis by resveratrol in human prostate cancer cell lines. *Experimental Cell Research* 249(1): 109-15. _

Jang M, Cai L, Udeani G, Slowing K, Thomas C, Beecher C, Fong H, Farnsworth N, Kinghorn A, Mehta R, Moon R, Pezzuto J, (1997) Cancer Chemopreventive Activity of Resveratrol, a Natural Product Derived from Grapes. *Science* **275:** 218 - 220.

Jang M, Pezzuto J, (1999) Cancer Chemopreventive Activity of Resveratrol. *Drugs Exp Clin Res* **25**: 65-77.

Kim JH, Stansbury KH, Walker NJ, Trush MA, Strickland PT, Sutter TR (1998) metabolism of benzo[a]pyrene and benzo[a]pyrene-7, 8-diol by human cytochrome P450 1B1. *Carcenogenesis* **19**: 1847-1853.

Kumarakulasingham M, Rooney PH, Dundas SR, *et al.* (2005). Cytochrome P450 profile of colorectal cancer: identification of markers of prognosis. *Clin Cancer Res.* **11**: 3758-3765.

Lin P, Chang H, Ho WL, *etal.* (2003). Association of aryl hydrocarbon receptor and cytochrome P4501B1 expressions in human non-small cell lung cancers. *Lung Cancer.* **42**: 255-261.

Li DN, Seidel A, Pritchard MP, Wolf CR, Friedberg T. (2000). Polymorphisms in P450 CYP1B1 affect the conversion of estradiol to the potentially carcinogenic metabolite 4-hydroxyestradiol. *Pharmacogenetics.* **10** : 343-53.

Li NC, & Wakeman M. (October 2009) High-performance liquid chromatography comparison of eight beneficial secondary plant metabolites in the flesh and peel or 15 varieties of apples. *The Pharmaceutical Journal,* supplement Vol. **283,** B40.

LiNC, & Wakeman M. (2009) High-performance liquid chromatography comparison of eight beneficial secondary plant metabolites in the flesh and peel or 15 varieties of apples. *Journal of Pharmacy and Pharmacology,* supplement **1**, A132.

Maecker B, Sherr DH, Vonderheide RH, von Bergwelt-Baildon MS, Hirano N, Anderson KS, Xia Z, Butler MO, Wucherpfennig KW, O'Hara C, Cole G, Kwak SS, Ramstedt U, Tomlinson AJ, Chicz RM, Nadler LM, and Schultze JL. (2003) The shared tumor-associated antigen cytochrome P450 1B1 is recognized by specific cytotoxic T cells. *Blood.* Nov 1;102(9):3287-94.

Magee, J.B., Smith, B.J., and Rimando, A. (2002). Resveratrol Content of Muscadine Berries is Affected by Disease Control Spray Program. *Journal of the American Society for Horticultural Science,* 37:358-361.

McFadyen MCE, Melvin WT, Murray GI (2004) Cytochrome *P450* enzymes: Novel options for cancer therapeutics. *Molecular Cancer Therapeutics,* 3: 363-371.

McFadyen MCE, melvin WT, murray GI (2004) Cytochrome *P450* CYP1B1 activity in renal cell carcinoma. *British Journal of Cancer* 91: 966-971.

McFadyen MCE, Cruickshank ME, Miller ID, et al. (2001) Cytochrome *P450* CYP1B1 over-expression in primary and metastatic ovarian cancer. *British Journal of Cancer* 85:242—6.

McFadyen MCE, Breeman S, Payne S, et al. Immuno-histochemical localization of cytochrome *P450* CYP1B1 in breast cancer with monoclonal antibodies specific for CYP1B1. *Journal of Histochemistry and Cytochemistry,* 1999; 47:1457-64.

McKay J, Melvin W, Ahsee A, Ewen S, Greenlee W, Marcus C, Burke M, Murray G (1995) expression Of Cytochrome-P450 Cyp1b1 In Breast-Cancer *FEBS Letters* 374(2): 270-272.

Michael M, Doherty MM. (2005) Tumoral Drug
Metabolism: Overview and Its Implications for Cancer
Therapy *Journal of Clinical Oncology,* **23**, 205-229.

Murray GI, Melvin WT, Greenlee WF, Burke MD, (2001)
Regulation, function, and tissue-specific expression of
cytochrome P450 CYP1B1. *Annual Review of Pharmacology
and Toxicology.* **41**: 297-316.

Murray GI, Taylor MC, McFadyen MCE, McKay JA,
Greenlee WF, Burke MD, Melvin WT (1997) Tumor
specific expression of cytochrome P450 CYP 1B1. *Cancer
Research,* **57**: 3026-3031.

Murray GI, McKay JA, Weaver RJ, et al, (1993)
Cytochrome P450 expression is a common molecular event
in soft tissue sarcomas. *Journal of Pathology, 171:49-52,*

Oyama, T, Morita, M, Isse, T, et al, (2005).
Immunohistochemical evaluation of cytochrome P450
(CYP) and P53 in breast cancer. *Front Biosci.* **10**: 1156-1161.

Patterson LH, Murray GI (2002). Tumour cytochrome
P450 and drug activation. *Current Pharmaceutical Design,*
8:1335-1347.

Port J, Yamaguchi K, Du B, De Lorenzo M, Chang M,
Heerdt P, Kopelovich L, Marcus C, Altorki N, Subbaramaiah
K, Dannenberg A (2004). Tobacco smoke induces CYP1B1
in the aerodigestive tract. Carcinogenesis, **25**(11): 2275-2281.

Potter GA, Burke DM (2006) Salvestrols -Natural Products
with Tumour Selective Activity. *Journal of Orthomolecular
Medicine,* **21**, 1: 34-36.

Potter GA (2002) The role of CYP 1B1 as a tumour suppressor enzyme. *British Journal of Cancer,* **86** (Suppl 1), S12, 2002.

Potter GA, Patterson LH, Wanogho E et al (2002) The cancer preventative agent resveratrol is converted to the anticancer agent piceatonnal by the cytochrome P450 enzyme CYP 1B1. *British Journal of Cancer,* **86**: 774-778.

Potter GA, Patterson LH, Burke MD (2001) Aromatic hydroxylation activated (AHA) prodrugs. *US Patent 6,214,886.*

Prud'homme A, (2009) Comparative Analysis of Polyphenolic Residues from Grape Pomace to Contain Wine. *Training report, Département Chimie, Université du Maine.*

Report Of The Independent Vitamin Safety Review Panel. (May 23, 2006). *Orthomolecular Medicine News Service.*

Rochat B, Morsman JM, Murray GI, Figg WD, McLeod HL. (2001) Human CYP1B1 and Anticancer Agent Metabolism: Mechanism for Tumor-Specific Drug Inactivation? *Pharmacology and Experimental Therapeutics* **296,** 537-541.

Rodriguez-Melendez R, Griffin JB & Zempleni J (2004) Biotin Supplementation Increases expression of the Cytochrome P_{450} 1B1 Gene in Jurkat Cells, Increasing the Occurrence of Single-Stranded DNA Breaks. *The Journal of Nutrition,* **134**:2222-2228.

Schaefer BA, Dooner C, Burke DM, Potter GA, (2010) Nutrition and Cancer: Further Case Studies Involving Salvestrol. *Journal of Orthomolecular Medicine,* **25**, 1: 17-23.

Schaefer, B.A. (April 2010) Early Cancer Detection. Proceedings of the *39th Orthomolecular Medicine Today Conference, Vancouver, B.C.*

Schaefer BA, Hoon LT, Burke DM, Potter GA, (2007) Nutrition and Cancer: Salvestrol Case Studies. *Journal of Orthomolecular Medicine,* **22**, 4: 1-6.

Shimada T, Hayes CL, Yamazaki H, Amin S, Hecht SS, Guengerich FP, Sutter TR (1996) Activation of chemically diverse procarcinogens by human cytochrome P450 1B1. *Cancer Research* **56**: 2979-2984.

Skov T, Lynge e, Maarup B, Olsen J, Rorth M, Winthereik H [1990]. Risk for physicians handling antineoplastic drugs [letter to the editor]. *The Lancet* **336**:1446.

Skov T, Maarup B, Olsen J, Rorth M, Winthereik H, Lynge E [1992]. Leukaemia and reproductive outcome among nurses handling antineoplastic drugs. *Br J Ind Med* **49**:855-861.

Sorsa M, Hemminki K, et al. (1985). Occupational exposure to anticancer drugs--potential and real hazards. *Mutation Research* **154**:135-149.

Stellman JM, Zoloth, SR (1986) Cancer chemo-therapeutic agents as occupational hazards: A literature review. *Cancer Investigation* **4**:2, 127-135.

Su, J, Lin, P, Wang, C, etal, (2009). Overexpression of cytochrome P450 1B1 in advanced non-small cell lung cancer: a potential therapeutic target. *Anticancer Res.* **29**: 509-515.

Surh YJ, Hurh YJ, Kang JY (1999) Resveratrol, an antioxidant in red wine, induces apoptosis in human promyelocytic leukemia (HL-60) cells. *Cancer Letters,* June **1**: 140(1-2): 1-10.

Tan, H. August/September (2007). Can Food Really be Your Medicine? *Townsend Letter,* 116-119.

Tan HL, K. Beresford K, Butler PC, Potter GA, & Burke MD, (2007). Salvestrols - Natural Anticancer Prodrugs in The Diet. J. *Pharm. Pharmacol. 59: S158*

Tan, HL, Butler PC, Burke MD, & Potter GA, (2007). Salvestrols: A New Perspective in Nutritional *Research. Journal of Orthomolecular Medicine,* 2007; **22**(1): 39-47.

Tokizane, T. et al., (2005) Cytochrome P450 CYP1B1 is overexpressed and regulated by hypo-methylation in prostate cancer. *Clinical Cancer Research,* **11**: 5793-5801.

Ware WR, (2009) Nutrition and the Prevention and Treatment of Cancer: Association of Cytochrome P450 CYP1B1 With the Role of Fruit and Fruit Extracts. *Integrative Cancer Therapies,* **8**, 1: 22-28.

Ware WR, (2009) P450 CYP1B1 mediated fluorescent tumor markers: A potentially useful approach for photodynamic therapy, diagnosis and establishing surgical margins. *Medical Hypotheses,* **72**: 67-70.

Zhao Z, Kosinska W, Khmelnitsky M, Cavalieri EL, Rogan EG, Chakravarti D, Sacks PG, Guttenplan JB, (2006). Mutagenic activity of 4-hydroxyestradiol, but not 2-hydroxyestradiol, in BB rat2 embryonic cells, and the mutational spectrum of 4-hydroxyestradiol. *Chemical Research in Toxicology,* **19**: 475-479.

TOVÁBBI INFORMÁCÓK:

Health Action Network Society#202 — 5262 Rumble Street Burnaby, B.C., V5J 2B6 CANADA www.hans.org

International Society for Orthomolecular Medicine 16 Florence Avenue Toronto Ontario M2N 1E9 CANADA www.orthomed.org

Canadian Association of Holistic Nutrition Professionals CAHN-Pro 150 Consumers Road Toronto, Ontario M2J 1P9 www.cahnpro.org

I. FÜGGELÉK

BIZONYÍTÉKOK A CYP1B1 JELENLÉTÉRE RÁKOS SEJTEKBEN

RÁK:	REFERENCIA:
Agyrák	Barnett, JA et al., 2007 Murray, GI et al., 1997
Akut limfocitás leukémia	Maecker, B. et al., 2003
Akut mieloid leukémia	Maecker, B. et al., 2003 Michael, M., Doherty, MM., 2005
Bőrrák	Everett, SVM et al., 2007 Murray, GI et al., 1997
Fej és nyak	Greer, ML et al., 2004
Gyomorrák	Murray, GI et al., 1997 Michael, M., Doherty, MM., 2005
Hererák	Murray, GI et al., 1997 Michael, M., Doherty, MM., 2005
Hólyagrák	Carnell, D. et al., 2004 Murray, GI et al., 1997 Patterson, LH, Murray, GI, 2002
Kötőszövet	Murray, GI et al., 1997
Lágyrész szarkóma	Michael, M., Doherty, MM., 2005 Murray, GI et al., 1993
Limfóma	Maecker, B. et al., 2003
Májrák	Patterson, LH, Murray, GI, 2002
Méhrák	Murray, GI et al., 1997 Michael, M., Doherty, MM., 2005
Melanóma	Maecker, B. et al., 2003

Mellrák	Haas, S. et al., 2006 McFadyen, MCE et al., 1999 Murray, GI et al., 1997 Maecker, B. et al., 2003 Michael, M., Doherty, MM., 2005 Oyama, T. et al., 2005 Patterson, LH, Murray, GI, 2002
Non-Hodgkin limfóma	Murray, GI et al., 1997 Michael, M., Doherty, MM., 2005
Nyelőcsőrák	Murray, GI et al., 1997 Maecker, B. et al., 2003 Michael, M., Doherty, MM., 2005
Nyirokcsomó	Murray, GI et al., 1997
Oszteoszarkóma	Dhaini, HR et al., 2003
Petefészek karcinóma	Downie, D. et al., 2005 Murray, GI et al., 1997 Maecker, B. et al., 2003 McFadyen, MCE et al., 2001 Michael, M., Doherty, MM., 2005
Prosztatarák	Carnell, D. et al., 2004 Patterson, LH, Murray, GI, 2002 Michael, M., Doherty, MM., 2005
Rabdomioszarkóma	Maecker, B. et al., 2003
Myeloma multiplex	Maecker, B. et al., 2003
Tüdőrák	Chang, JT et al., 2007 Lin, P. et al., 2003 Murray, GI et al., 1997 Maecker, B. et al., 2003 Michael, M., Doherty, MM., 2005 Patterson, LH, Murray, GI, 2002 Su, J. et al., 2009
Vastagbél-/kolorektális rák	Chang, H. et al., 2005 Kumarakulasingham, M., et al., 2005 Murray, GI et al., 1997 Maecker, B. et al., 2003 Michael, M., Doherty, MM., 2005

A SZA\\ESZTROLOK

Veserák (vesesejtes karcinóma)	McFadyen, MCE et al., 2004 Michael, M., Doherty, MM., 2005 Murray, GI et al., 1997
stb.	

Jegyezzük meg, hogy a fent felsoroltakon kívül sok más ráktípusban is megjelenik a CYP1B1. Ez a lista egyszerűen rávilágít az ezt az enzimet tartalmazó rákok sokféleségére. A lista olyan tanulmányok alapján készült, amelyek kifejezetten a CYP1B1 jelenlétét vizsgálták egyes rákokban.

II. FÜGGELÉK

ÉTREND ÉS RÁK. AMIT EGÉSZSÉGÜGYI
INTÉZMÉNYEK ÉS SZERVEZETEK MONDANAK

„...a férfiak kb. 40 és a nők 35 százaléka lesz rákos élete
során, és kicsit több mint a férfiak 25 és a nők 20 száza-
léka rákban hal meg."
Kanadai Egészségügyminisztérium. *Rák: Mi az
Ön kockázata? (Cancer: What's your risk?)* http://www.
hc-sc.gc.ca/english/feature/magazine/2001_04/can-
cer.htm.

„Jelenlegi bizonyítékok arra utalnak, hogy az étrenddel
összefüggő tényezők felelnek az összes rák kb. 30%-áért
a fejlett országokban."
Kanadai Közegészségügyi Ügynökség. *Beszámoló
a rákellenőrzés fejlődéséről Kanadában. Rákmegelőzés.
Étrend. (Progress Report on Cancer Control in Canada.
Cancer Prevention. Diet.)* http://www.phac-aspc.gc.ca/
publicat/prccc-relccc/chap_3_e.htm

„A gyümölcs- és zöldségfogyasztás véd többféle rák
ellen."
Kanadai Közegészségügyi Ügynökség. Krónikus
betegségek megelőzése és ellenőrzése központ. http://
www.phac-aspc.gc.ca/ccdpc-cpcmc/cancer/index_e.html

„Rákok, melyek meggyőző vagy valószínűsíthető bizonyítékok alapján megelőzhetőek zöldség- és gyümölcsfogyasztással…: száj, torok, nyelőcső, gyomor, vastagbél, végbél, hasnyálmirigy, gége, tüdő, húgyhólyag"
Ontarioi Rákintézet. *Sajtóközlemény*

„Bizonyíték van arra, hogy a gyümölcsben és zöldségben gazdag étrend csökkenti többféle rák kockázatát, különösen a gasztrointesztinális traktus (száj, garat, nyelőcső, gyomor, vastag- és végbél) rákjaiét."
Kanadai Közegészségügyi Ügynökség. *Beszámoló a rákellenőrzés fejlődéséről Kanadában. Rákmegelőzés. Étrend. (Progress Report on Cancer Control in Canada. Cancer Prevention. Diet.)* http://www.phac-aspc.gc.ca/publicat/prccc-relccc/chap_3_e.html

„Miért figyeljünk a zöldségekre és gyümölcsökre a rákmegelőzés során? A zöldségek és gyümölcsök sok okból hasznosak, de a legfőbb ok, amiért bennük gazdag étrendet ajánlunk, a rák kockázatához kötődik. Az Amerikai Rákkutató Intézet és a Nemzetközi Rákkutató Alap 1997-ben világszerte összegyűjtött kutatási adatokat. Ebből arra a következtetésre jutottak, hogy »öt vagy több adag különböző zöldség és gyümölcs fogyasztása önmagában legalább 20%-kal csökkentheti a rák előfordulását.«"
Albertai Ráktanács. *Rákmegelőzés. Egyszerűen egészségesen mozgalom: A mozgalom céljai (Cancer Prevention. Simply Healthy Campaign: Campaign Rationale* http://www.cancerboard.ab.ca/cancer/simply-healthy/campaign.html

TÉNYEK:

„Akár 2,7 millió életet meg lehetne menteni évente elegendő gyümölcs- és zöldségfogyasztással.
Az alacsony gyümölcs- és zöldségbevitel a globális halálozások 10 kiemelt kockázati tényezőjének egyike. Világszerte az alacsony gyümölcs- és zöldségbevitel okozza becslések szerint a gasztrointesztinális rákok 19%-át, az isémiás szívbetegségek 31%-át és az agyvérzések 11%-át."
Egészségügyi Világszervezet. *Az étrend, a fizikai aktivitás és az egészség globális stratégiája. Gyümölcs, zöldség és a nem fertőző betegségek megelőzése. (Global Strategy on Diet, Physical Activity and Health. Fruit, Vegetables and NCD prevention.* http://www.who.int/ dietphysicalactivity/publications/facts/fruit/en/

„A Nemzetközi Rákkutató Ügynökség (IARC) magaszszintű vizsgálata a gyümölcs- és zöldségfogyasztásról és a rák kockázatáról arra a következtetésre jutott, hogy ha gyümölcsöket és zöldségeket eszünk, az csökkentheti a rák kockázatát, különösen a gasztrointesztinális traktus rákjaiét. Az IARC becslése szerint az alacsony gyümölcs- és zöldségbevitel miatti, megelőzhető rákok aránya 5-12% közé esik, és akár 20-30% is lehet a felső gasztrointesztinális rákoknál világszerte.
Egészségügyi Világszervezet. *Az étrend, a fizikai aktivitás és az egészség globális stratégiája. Gyümölcs, zöldség és a nem fertőző betegségek megelőzése. (Global Strategy on Diet, Physical Activity and Health. Fruit, Vegetables and NCD prevention.* http://www.who.int/ dietphysicalactivity/publications/facts/fruit/en/

„A rák évente 7,1 millió halálért felelős (az összes 12,5%-áért világszerte).

Étkezési tényezők okozzák az összes rák körülbelül 30%-át a nyugati országokban és mintegy 20%-át a fejlődő országokban; az étrend a második leggyakoribb a megelőzhető okok közül a dohányzás után. Körülbelül 20 millió ember szenved rákban; ez a mutató várhatóan 30 millióra emelkedik 20 éven belül. Az új esetek száma évente az előrejelzések szerint 10 millióról 15 millióra emelkedik 2020-ra. Az összes rákeset több mint fele a fejlődő országokban fordul elő. Egészségügyi Világszervezet. *Az étrend, a fizikai aktivitás és az egészség globális stratégiája. Gyümölcs, zöldség és a nem fertőző betegségek megelőzése. (Global Strategy on Diet, Physical Activity and Health. Fruit, Vegetables and NCD prevention.* http://www.who.int/ dietphysicalactivity/publications/facts/fruit/en/

III. FÜGGELÉK

A ZÖLD ÉS PIROS DIÉTA

Ahogy ez a kutatás utat talált a sajtóba, Potter professzor Rákgyógyszer Kutatócsoportjához elkezdtek érkezni a kérések, hogy segítsenek rákban szenvedő embereken. Első válaszként a megszerzett tudást egy étrend-ajánlássá állították össze. Ez a „Zöld és piros diéta" néven vált ismertté.

A Potter professzor által ajánlott étrend a következő:

„Elsősorban vegetáriánus étrendet kövessünk gyümölcsökkel, zöldségekkel és gyógynövényekkel. Ha ezt a tanácsot követjük, és megválogatjuk az elfogyasztott termékek fajtáját és minőségét, az segít maximalizálni az étkezéskor bevitt fontos szalvesztrolokat. Amikor csak lehetséges, együnk organikus termékeket.

Ez a könnyen megjegyezhető »Zöld és piros« diéta, ahol a sós fogások tartalmazzák a zöld zöldségeket és gyógynövényeket, és a desszertek a piros gyümölcsöket. Nem véletlen, hogy az ember a sós ételeket szereti enni először, és az édeseket utána. Ez a preferencia meggyőződésünk szerint azért alakult ki, hogy maximalizálja a létfontosságú tápanyagok, mint a szalvesztrolok felszívódását és aktiválódását.

A sós fogásokhoz a zöldségeket olyan kevéssé főzzük meg, amennyire lehetséges, és őrizzük meg az étel „jóságát".

Például, ha a zöldséget főztük, használjuk fel a vizet mártás vagy szósz készítéséhez. Az egész zöldség megsütése szintén jó módja a növényben lévő „jóság" megőrzésének. A legmagasabb szalvesztrol tartalmú gyümölcsöket és zöldségeket az alábbi táblázatok sorolják fel:"

GYÜMÖLCSÖK		
TELJESEN PIROS		**EGYÉB**
szeder	málnaszeder	alma
feketeribizli	faeper	datolya
fekete áfonya	szilva	füge
tőzegáfonya	málna	mangó
damaszkuszi szilva	ribizli	körte
szőlő	eper	ananász
		mandarin

ZÖLDSÉGEK		
TELJESEN ZÖLD		
spárga	fejessaláta	kígyóuborka
lóbab	fodorkel	uborka
brokkoli	spenót	tök
kelbimbó	vízitorma	tojástök
káposzta	**EGYÉB**	sárgadinnye
fehérrépa	articsóka	paprika (minden színű)
kínai kel	avokádó	sütőtök
zöldborsó	babcsíra	rukkola
zöldbab	kalábriai brokkoli	spárgatök
kelkáposzta	karfiol	vadrépa
karalábé	zeller	cukkini

GYÓGYNÖVÉNYEK		
ÁLTALÁNOS GYÓGYNÖVÉNYEK	**ORVOSI GYÓGYNÖVÉNYEK**	
bazsalikom	bojtorján	útilapu
menta	kamilla	rooibos
petrezselyem	gyermekláncfű	csipkebogyó
rozmaring	galagonya	csukóka
zsálya	citromverbéna	
kakukkfű	máriatövis gyökér	

A FŐBB SZALVESZTROLBAN GAZDAG NÖVÉNYCSALÁDOK:

ŐSZIRÓZSAFÉLÉK CSALÁDJÁNAK TAGJAI:	
articsóka	gyermekláncfű
bogáncs	bojtorján
máriatövis	kamilla

RÓZSAFÉLÉK CSALÁDJÁNAK TAGJAI:	
csipkebogyó	galagonya

KÁPOSZTAFÉLÉK CSALÁDJÁNAK TAGJAI	
káposzta	
brokkoli	vadkáposzta
karfiol	kelkáposzta

A Zöld és piros diétát Gerry Potter professzor szíves engedélyével tettük közzé.

IV. FÜGGELÉK

PÉLDÁK SZALVESZTROLBAN GAZDAG RECEPTEKRE

Articsóka mártogatós szószban

HOZZÁVALÓK:

4	közepes articsóka
2	gerezd fokhagyma (aprítva)
½ tk.	morzsolt rozmaring
2 ek.	citromlé
½	csésze víz
1	felaprított hagyma
2 ek.	friss morzsolt menta
¼ csésze	olívaolaj (malomkővel őrölt)
½ csésze	almaecet
½ tk.	tengeri só

Öblítsük le az articsókát, és vágjunk le 2,5 cm-t a tetejéből. Ollóval vágjuk le a megmaradt levelek tövises végét. Egy nagy serpenyőben süssük ki olajban a hagymát, fokhagymát, mentát és rozmaringot. Adjuk hozzá a citromlevet, ecetet, vizet és tengeri sót. Tegyük az articsókát fűszerezett húslevesbe; fedjük le és pároljuk, amíg puha nem lesz, kb. 40 perc. Hagyjuk hűlni a húslevesben. Tálaláshoz tegyünk minden articsókát egy tálba egy kis húslevessel mártogatós szósznak.

SZALVESZTROL PONTOK ADAGONKÉNT: 5 (20 PONT, HA ORGANIKUS TERMÉKEKET HASZNÁLTUNK)

Avokádó Ahdi

HOZZÁVALÓK:

2	kicsi avokádó
½ csésze	aprított piros kaliforniai paprika
¼ csésze	aprított zöld kaliforniai paprika
¼ csésze	kockára vágott vadrépa
¼ csésze	aprított uborka
¼ csésze	aprított paradicsom
¼	aprított lilahagyma
10	spanyol olajbogyó – aprítva
1	lime leve – ½ tk.
	tengeri só; bors ízlés szerint
	tabasco ízlés szerint
	aprított friss koriander

Vágjuk félbe az avokádót hosszában nagyon óvatosan, dobjuk ki a magját, és óvatosan kanalazzuk ki a belsejét. Őrizzük meg a héját, jól aprítsuk fel a húsát és tegyük félre. Keverjük össze a felaprított zöldségeket és olajbogyót. Ízesítsük a lime levével, tengeri sóval, borssal és tabascóval. Adjuk hozzá az avokádót és kicsit keverjük össze. Vigyázzunk, hogy ne törjük nagyon össze az avokádót. Finoman tegyük a salátát az avokádóhéjakba vagy friss spenótlevél-ágyra. Díszítsük kevés korianderrel.

SZALVESZTROL PONTOK ADAGONKÉNT: 6 (24 PONT, HA ORGANIKUS TERMÉKEKET HASZNÁLTUNK)

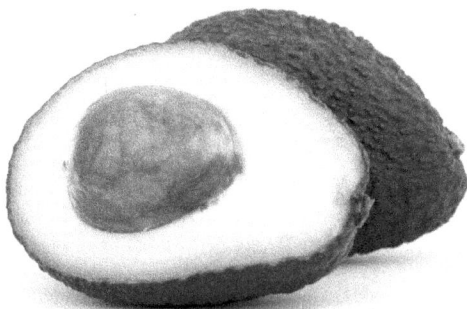

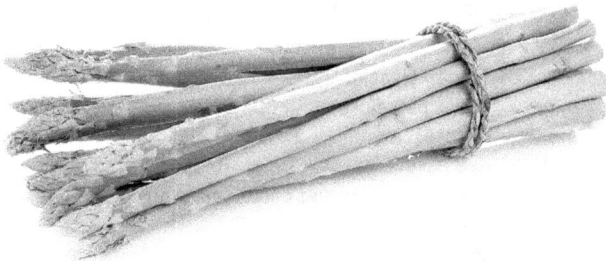

Friss spárga vajöntettel

HOZZÁVALÓK (4 személynek):

2	tucat friss, vékony spárga
1 csésze	vaj
2	friss gerezd fokhagyma
2 tk.	citromlé
1 tk.	petrezselyemzöld
½ tk.	reszelt citromhéj
	petrezsclyem ágak

Mossuk meg a spárgát és törjük le a fehér végeket, vágjuk fel ferde, kb. 5 cm hosszú darabokra. Wokban vagy serpenyőben olvasszunk vajat. Préseljük össze a fokhagymát, és adjuk hozzá a citromlével és petrezselyemzölddel együtt a vajhoz. Melegítsük közepesen magas hőmérsékleten. Adjuk hozzá a spárgát, és folyamatosan kevergessük, amíg a zöldségek ropogós-puhák lesznek. Tegyük át a spárgát egy meleg tálalóedénybe. Adjuk hozzá a citromhéjat a vajöntethez a serpenyőben. Melegítsük bugyborékolásig, és öntsük rá a spárgára. Díszítsük petrezselyemlevéllel és tálaljuk azonnal.

SZALVESZTROL PONTOK ADAGONKÉNT: 5 (20 PONT, HA ORGANIKUS TERMÉKEKET HASZNÁLTUNK)

Articsókás-paradicsomos csirke

HOZZÁVALÓK (6 személynek):

80 dkg.	egész paradicsom
25 dkg.	articsókaszív
½ csésze	száraz fehérbor
½ csésze	paradicsomlé (egész paradicsomból)
1 tk.	szárított tárkony
½ tk.	tengeri só
¼ tk.	feketebors
6	csirkecomb
2 tk.	citromhéj reszelve
2 ek.	petrezselyem aprítva

Facsarjuk ki a paradicsom levét, és őrizzünk meg ½ csészényit. Vágjuk fel a paradicsomot, szedjük ki a magokat, facsarjuk ki a levet és aprítsuk fel a húsát. Keverjük össze a paradicsomot az articsókaszívvel egy nagy serpenyőben, és tegyük mérsékelt lángra. Adjuk hozzá a bort és a félretett paradicsomlevet, és forraljuk fel. Keverjük bele a tárkonyt, tengeri sót és borsot. Helyezzük a csirkecombokat egy rétegben a paradicsom és az articsóka tetejére. Fedjük le és pároljuk kb. 25 percig, vagy amíg a csirke már nem rózsaszín a csontnál, ha belevágunk. Keverjük bele a citromhéjat. Helyezzük a csirkét egy tálra, kanalazzuk rá a szószt, és szórjuk meg petrezselyemmel.

SZALVESZTROL PONTOK ADAGONKÉNT: 6 (24 PONT, HA ORGANIKUS TERMÉKEKET HASZNÁLTUNK)

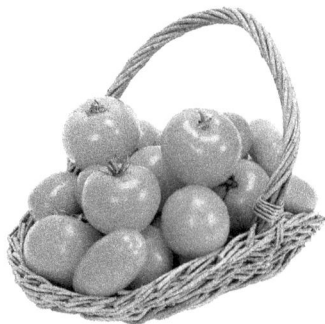

TÁRGYMUTATÓ

SZERZŐRŐL

A szerző a kanadai Victoriában és az angliai Oxfordban tanult, B.Sc. és M.Sc. fokozatot szerzett a Victoriai Egyetemen és doktori (D.Phil.) fokozatot az Oxfordi Egyetemen Angliában (Wolfson College). Miután ezeket a tanulmányait befejezte, úgy döntött, hogy visszatér Kanadába. Miután két évig tudományos munkatárs volt Ottawában, visszatért Victoriába, ahol jelenleg is él feleségével és két gyermekével. Továbbra is szereti Angliát, és rendszeresen visszatér oda. Témák széles körében publikált és adott elő, úgymint pszichometria, mintafelismerés, vizuális érzékelés, tudásszerzés, mesterséges intelligencia, laboratóriumi orvostan és rákkutatás. A szerző kanadai és angliai vállalatok igazgatótanácsának tagja.